国家出版基金项目
NATIONAL PUBLICATION FOUNDATION

中医历代名家学术研究丛书

主编 潘桂娟

张 聪 编著

杨继洲

Academic Research Series of Famous
Doctors of Traditional Chinese
Medicine through the Ages

"十三五"国家重点图书出版规划项目

全国百佳图书出版单位
中国中医药出版社
·北京·

图书在版编目（CIP）数据

中医历代名家学术研究丛书. 杨继洲 / 潘桂娟主编；
张聪编著. —北京：中国中医药出版社，2022.6
ISBN 978-7-5132-6699-4

Ⅰ.①中⋯　Ⅱ.①潘⋯　②张⋯　Ⅲ.①中医临床—
经验—中国—明代　Ⅳ.① R249.1
中国版本图书馆 CIP 数据核字（2021）第 007837 号

中国中医药出版社出版

北京经济技术开发区科创十三街 31 号院二区 8 号楼
邮政编码　100176
传真　010-64405721
河北品睿印刷有限公司印刷
各地新华书店经销

开本 880×1230　1/32　印张 5.5　字数 140 千字
2022 年 6 月第 1 版　2022 年 6 月第 1 次印刷
书号　ISBN 978-7-5132-6699-4

定价　49.00 元
网址　www.cptcm.com

服 务 热 线　010-64405510
购 书 热 线　010-89535836
维 权 打 假　010-64405753

微信服务号　zgzyycbs
微商城网址　https://kdt.im/LIdUGr
官方微博　http://e.weibo.com/cptcm
天猫旗舰店网址　https://zgzyycbs.tmall.com

如有印装质量问题请与本社出版部联系（010-64405510）

2005 年国家重点基础研究发展计划（973 计划）课题"中医学理论体系框架结构与内涵研究"（编号：2005CB532503）

2009 年科技部基础性工作专项重点项目"中医药古籍与方志的文献整理"（编号：2009FY120300）子课题"古代医家学术思想与诊疗经验研究"

2013 年国家重点基础研究发展计划（973 计划）项目"中医理论体系框架结构研究"（编号：2013CB532000）

国家中医药管理局重点研究室"中医理论体系结构与内涵研究室"建设规划

"十三五"国家重点图书、音像、电子出版物出版规划（医药卫生）

2021 年度国家出版基金资助项目

项目来源及国家重点图书出版计划

前言

中医理论肇始于《黄帝内经》《难经》，本草学探源于《神农本草经》，辨证论治及方剂学发轫于《伤寒杂病论》。在此基础上，历代医家结合自身的思考与实践，提出独具特色的真知灼见，不断革故鼎新，充实完善，使得中医药学具有系统的知识体系结构、丰富的原创理论内涵、显著的临床诊治疗效、深邃的中国哲学背景和特有的话语表达方式。历代医家本身就是"活"的学术载体，他们刻意研精，探微索隐，华叶递荣，日新其用。因此，中医药学发展的历史进程，始终呈现出一派继承不泥古、发扬不离宗的繁荣景象。

中国中医科学院中医基础理论研究所，自2008年起相继依托2005年国家重点基础研究发展计划（973计划）课题"中医学理论体系框架结构与内涵研究"、2009年科技部基础性工作专项重点项目"中医药古籍与方志的文献整理"子课题"古代医家学术思想与诊疗经验研究"、2013年国家重点基础研究发展计划（973计划）项目"中医理论体系框架结构研究"，以及国家中医药管理局重点研究室（中医理论体系结构与内涵研究室）建设规划，联合北京中医药大学等16所高等院校及科研和医疗机构的专家、学者，选取历代具有代表性或学术特色突出的医家，系统地阐释与解析其学术思想和诊疗经验，旨在发掘与传承、丰富与完善中医理论，为提升中医师临床实践能力和水平提供参考和借鉴。本套丛书即是由此系列研究阶段性成果总结而成。

综观历史，凡能称之为"大医"者，大都博览群书，学问淹博赅洽，集百家之言，成一家之长。因此，我们以每位医家的内容独立成书，尽可能尊重原著，进行总结、提炼和阐发。本丛书的另一个特点是，将医家特色学术观点与临床实践相印证，尽可能选择一些典型医案，用以说明理论的实践价值，便于临床施用。本丛书列选"'十三五'国家重点图书、音像、电子出版物出版规划""医药卫生"类项目，收载民国及以前共102名医家。第一批61个分册，已于2017年出版。第二批41个分册，申报2021年国家出版基金项目已获批准，出版在即。

丛书各分册作者，有中医基础和临床学科的资深专家、国家及行业重点学科带头人，也有中青年骨干教师、科研人员和临床医师中的学术骨干，来自全国高等中医药院校、科研机构和临床单位。从学科分布来看，涉及中医基础理论、中医各家学说、中医医史文献、中医经典及中医临床基础、中医临床各学科。全体作者以对中医药事业的拳拳之心，共同努力和无私奉献，历经数年完成了这份艰巨的工作，以实际行动切实履行了"继承好、发展好、利用好"中医药的重大使命。

在完成上述科研项目及丛书撰写、统稿与审订的过程中，研究团队暨编委会和审订委员会全体成员精益求精之心始终如一。在上述科研项目负责人、丛书总主编、中国中医科学院中医基础理论研究所潘桂娟研究员主持下，由常务副主编陈曦副研究员、张宇鹏副研究员及各分题负责人——翟双庆教授、钱会南教授、刘桂荣教授、郑洪新教授、邢玉瑞教授、马淑然教授、文颖娟教授、陆翔教授、杨卫彬研究员、崔为教授、江泳教授、柳亚平副教授、王静波副教授等，以及医史文献专家张效霞教授，分别承担或参与了团队的组织和协调，课题任务书和丛书编写体例的起草、修订和具体组织实施，各单位课题研究任务的落实和分册文稿编写、审订等工作。

编委会多次组织工作会议和继续教育项目培训，推进编撰工作进度，确保书稿撰写规范，并组织有关专家对初稿进行审订；最终，由总主编与常务副主编对丛书各分册进行复审、修订和统稿，并与全体作者充分交流，对各分册内容加以补充完善，而始得告成。

2016年2月，国家中医药管理局颁布《关于加强中医理论传承创新的若干意见》，指出要"加强对传承脉络清晰、理论特色鲜明的古代医家的学术思想研究"。2016年2月，国务院颁布《中医药发展战略规划纲要（2016—2030年）》，强调"全面系统继承历代各家学术理论、流派及学说"。上述项目研究及丛书的编写，是研究团队对国家层面"遵循中医药发展规律，传承精华，守正创新"号召的积极响应，体现了当代中医人敢于担当的勇气和矢志不渝的追求！通过此项全国协作的系统工程，凝聚了中医医史、文献、理论、临床研究的专门人才，培育了一支专业化的学术队伍。

在此衷心感谢中国中医科学院及其所属中医基础理论研究所、中医药信息研究所、研究生院，以及北京中医药大学、陕西中医药大学、山东中医药大学、云南中医药大学、安徽中医药大学、辽宁中医药大学、浙江中医药大学、成都中医药大学、湖南中医药大学、长春中医药大学、黑龙江中医药大学、南京中医药大学、河北中医学院、贵州中医药大学、中日友好医院16家科研、教学和医疗单位对此项工作的大力支持！衷心感谢中国中医科学院余瀛鳌研究员、姚乃礼主任医师、曹洪欣教授与北京中医药大学严季澜教授在项目实施和本丛书出版过程中给予的悉心指导与支持！衷心感谢中国中医药出版社有关领导及华中健编辑、芮立新编辑、伊丽萦编辑、鄢洁编辑及丛书编校人员的辛勤付出！

在本丛书即将付梓之际，全体作者感慨万千！希望广大读者透过本丛书，能够概要纵览中医药学术发展之历史脉络，撷取中医理论之精华，承绪千载临床之经验，为中医药学术的振兴和人类卫生保健事业做出应有的贡献！

由于种种原因，书中难免有疏漏之处，敬请读者不吝批评指正，以促进本丛书的不断修订和完善，共同推进中医历代名家学术的继承与发扬！

《中医历代名家学术研究丛书》编委会

2021 年 3 月

凡
例

一、本套丛书选取的医家，为历代具有代表性或特色思想与临床经验者，包括汉代至晋唐医家 6 名，宋金元医家 19 名，明代医家 24 名，清代医家 46 名，民国医家 7 名，总计 102 名。每位医家独立成册，旨在对医家学术思想与诊疗经验等内容进行较为详尽的总结阐发，并进行精要论述。

二、丛书的编写，本着历史、文献、理论研究有机结合的原则，全面解读、系统梳理和深入研究医家原著，适当参考古今有关该医家的各类文献资料，对医家学术思想和诊疗经验加以发掘、梳理、提炼、升华、概括，将其中具有理论意义、实践价值的独特内容阐发出来。

三、丛书在总体框架上，要求结构合理、层次清晰；在内容阐述上，要求概念正确，表述规范，持论公允，论证充分，观点明确，言之有据；在分册体量上，鉴于每个医家的具体情况不同，总体要求控制在 10 万～ 20 万字。

四、丛书的每一分册的正文结构，分为"生平概述""著作简介""学术思想""临证经验"与"后世影响"五个独立的内容范畴。各分册将拟论述的内容按照逻辑与次序，分门别类地纳入以上五个内容范畴之中。

五、"生平概述"部分，主要包括医家姓名字号、生卒年代、籍贯等基本信息，时代背景、从医经历以及相关问题的考辨等。

六、"著作简介"部分，逐一介绍医家的著作名称（包括现存、已经亡佚又经后人辑复的著作）、卷数、成书年代、主要内容、学术价值等。

七、"学术思想"部分，分为"学术渊源"与"学术特色"两部分进行论述。前者重在阐述医家之家传、师承、私淑（中医经典或前代医家思想对其影响）关系，重点发掘医家学术思想的历史传承与学术渊源；后者主要从独特学术见解、学术成就、学术特点等方面，总结医家的主要学术思想特色。

八、"临证经验"部分，重点考察和论述医家学术著作中的医案、医论、医话，并有选择地收集历代杂文笔记、地方志等材料，从中提炼整理医家临床诊疗的思路与特色，发掘、总结其独到的诊治方法。此外，还根据医家不同情况，以适当方式选录部分反映医家学术思想与临证特色的医案。

九、"后世影响"部分，主要包括"学术影响与历代评价""学派传承（学术传承）""后世发挥"和"国外流传"等内容。其中，对医家的总体评价，重视和体现学术界共识和主流观点，在此基础上，有理有据地阐明新见解。

十、附以"参考文献"，标示引用著作名称及版本。同时，分册编写过程中涉及的期刊与学位论文，以及未经引用但能体现一定研究水准的期刊与学位论文也一并列出，以充分体现对该医家研究的整体状况。

十一、附以丛书全部医家名录，依照时间先后排列，以便查验。

十二、丛书正文标点符号使用，依据中华人民共和国国家标准《标点符号用法》（GB/T 15834—2011）。医家原书中出现的俗字、异体字等一律改为简化正体字，个别不能对应简化字的繁体字酌予保留。

《中医历代名家学术研究丛书》编委会

2021年3月

内容提要

　　杨继洲，名济时，字继洲；生活于明嘉靖至明万历年间（约1522—1620），明代浙江三衢（今浙江衢州市衢江区廿里镇六都杨村）人；著名针灸学家，代表著作为《针灸大成》。杨继洲本于《黄帝内经》《难经》等经典著作的理论，秉承家学并在临床实践中不断探索，独创下手八法、十二字分次第手法，提出刺有大小等学说。临证重视脉诊，充分发挥脉诊和经络辨证的作用，谨守病机，取穴精良；特别重视特定穴、奇穴、效穴的应用；在临证治疗过程中，针、灸、药相结合，效如桴鼓，终成一代名医。其所著《针灸大成》一书，汇集了明代以前针灸各家的理论精髓和临床经验，被业界公认为继《黄帝内经》《针灸甲乙经》之后的又一次针灸学术大总结，是针灸学术发展史上承上启下的重要里程碑。同时，杨继洲的针灸理论和技法，也以《针灸大成》为载体，对后世产生了极为深远的影响，享誉海内外。本书内容包括杨继洲的生平概述、著作简介、学术思想、临证经验、后世影响等。

　　杨继洲，名济时，字继洲；生活于明嘉靖至明万历年间（约 1522—1620），明代浙江三衢（今浙江衢州市衢江区廿里镇六都杨村）人；著名针灸学家，代表著作为《针灸大成》。杨继洲本于《黄帝内经》《难经》等经典著作的理论，秉承家学并在临床实践中不断探索，独创下手八法、十二字分次第手法，提出刺有大小等学说。临证重视脉诊，充分发挥脉诊和经络辨证的作用，谨守病机，取穴精良；特别重视特定穴、奇穴、效穴的应用；在临证治疗过程中，针、灸、药相结合，效如桴鼓，终成一代名医。其所著《针灸大成》一书，汇集了明代以前针灸各家的理论精髓和临床经验，被业界公认为继《黄帝内经》《针灸甲乙经》之后的又一次针灸学术大总结，是针灸学术发展史上承上启下的重要里程碑。同时，杨继洲的针灸理论和技法，也以《针灸大成》为载体，对后世产生了极为深远的影响，享誉海内外。

　　目前存世的《针灸大成》有 79 种版本，被翻译成英、日、德、法、拉丁等多种文字，在国内外广泛流传，是中医针灸理论研究和临床诊治的重要参考书。2014 年"杨继洲针灸"入选第四批国家级非物质文化遗产代表性项目名录。以《针灸大成》为研究对象，梳理杨继洲学术思想及针灸技法，加强对于"杨继洲针灸"的保护、传承和发展，是本书编写的目的。

　　杨继洲的学术思想和临证经验，历来是针灸学界学习和研究的重点。以中国知网（CNKI）为检索平台，以《针灸大成》、杨继洲作为检索词进行主题检索，自中国知网有《针灸大成》文献记录的时间 1954 年始，至 2020 年 4 月本书截稿为止，共检索文献 885 篇。其中，包括博士、硕士学位论文 127 篇，期刊论文 650 篇，会议论文 101 篇，专著 3 部，教材 1 部。从 2005 年开始，关于杨继洲《针灸大成》的相关研究，较 2005 年之前有上升态势。而以《针灸大成》作为检索词，进行全文检索，论文中提及杨继洲《针灸大成》的更是数量庞大，近 19000 篇。其中，博硕士论文 7400 余篇。可见，杨继洲及《针灸大成》一直是后世关注和研究的重点，影响深远。从文献内容方面看，主要围绕杨继洲的里籍、《针灸大成》版本、学术思想、针刺手法及临证经验、现代临床应用等方面开展，以文献研究和临床研究为主。本项研究，旨在比较全面而具体地阐明杨继洲的生平事迹、学术渊源、学术特色、临证经验、后世影响，以期对研究杨继洲针灸学术特色及研读《针灸大成》的学者和针灸爱好者们有所帮助。

关于《针灸大成》的作者，以往文献多认为该书内容全部是杨继洲所著。因此，在相关文献报道中，大多数研究者，将《针灸大成》中的全部内容，纳入了杨继洲的学术思想体系，并开展研究。近年来，经过文献学研究的深入发掘，研究表明，《针灸大成》一书应当是在杨继洲《卫生针灸玄机秘要》基础上，由靳贤补辑重编而成，于明万历二十九年（1601）由赵文炳出资，主持刻印。书中标注有"杨氏""杨氏注解""杨氏集"的内容，是杨继洲学术思想和临证经验的集中体现。笔者在本研究开展过程中，紧扣杨继洲学术思想和临证经验这一主题，在研究内容的选取上，紧紧围绕《针灸大成》中标注有"杨氏""杨氏注解""杨氏集"的内容展开；对相关内容进行了深入的梳理，对杨继洲的学术思想和临证经验进行具体的分析，重点是其独创的下手八法、十二字分次第手法，以及取穴精简、善用效穴、针灸药结合的诊治方法等，并对杨继洲医案进行了点评，以期在本书中能够比较概要地阐明和反映杨继洲学术思想和临证经验的全貌。

　　本项研究依据的杨继洲著作版本：由中国中医科学院黄龙祥研究员校勘整理，由人民卫生出版社于 2006 年出版的《针灸大成》。该版本在校勘整理过程中，选用了书品较好且未经后人描改的清顺治十四年李月桂重修本为底本，并参照了清康熙十九年李月桂重刻本、清乾隆二年章廷珪刻本。

　　本书在撰写过程中，难免有疏漏、不当及未尽之处，恳请各位同道批评指正，以便再版时修订完善。

　　衷心感谢参考文献的作者以及支持本项研究的各位同仁！

北京中医药大学　张聪

2021 年 3 月

目录

杨继洲

生平概述

　　杨继洲，名济时，字继洲；生活于明嘉靖至明万历年间（约1522—1620），明代浙江三衢（今浙江衢州市衢江区廿里镇六都杨村）人；著名针灸学家，代表著作为《针灸大成》。杨继洲本于《黄帝内经》（以下简称《内经》）《难经》等经典著作的理论，秉承家学并在临床实践中不断探索，独创下手八法、十二字分次第手法，提出刺有大小等学说。临证重视脉诊，充分发挥脉诊和经络辨证的作用，谨守病机，取穴精良；特别重视特定穴、奇穴、效穴的应用；在临证治疗过程中，针、灸、药相结合，效如桴鼓，终成一代名医。其所著《针灸大成》一书，汇集了明代以前针灸各家的理论精髓和临床经验，被业界公认为继《内经》《针灸甲乙经》之后的又一次针灸学术大总结，是针灸学术发展史上承上启下的重要里程碑。同时，杨继洲的针灸理论和技法，也以《针灸大成》为载体，对后世产生了极为深远的影响，享誉海内外。

一、时代背景

　　历史人物的产生及其在历史中的地位，均受到时代背景的影响。杨继洲的从医经历及《针灸大成》最后刊刻问世，也离不开其特定的时代背景。明代的政治、经济、文化、医学发展等，对杨继洲一生行医及著书立说均产生了重要影响。

（一）政治背景

　　明代历任皇帝大多注重医学的发展与教育，朝廷的态度客观上推动了医学的发展。同时，明代多数朝廷都为历代名医修宇建庙，进行祭拜、祭祀。如《明史·卷五十·志第二十六》记载，明洪武二年（1369）"命以句芒、祝融、风后、力牧左右配，俞跗、桐君、僦贷季、少师、雷公、鬼臾区、伯高、岐伯、少俞、高阳十大名医从祀。仪同释奠"。明正德十一年（1516），立伏羲氏庙于秦州。明代多数皇帝，常派遣太医院官员祭祀先医，以示对医药之重视。如明嘉靖二年二月、明隆庆元年二月、明隆庆三年十月、明天启二年十一月等，皇帝都亲自派遣太医院官祭先医。这些举措，客观上对医学的发展，产生了积极的影响和促进作用。

除明世宗等少数皇帝外，明代多数皇帝对神仙巫妖采取抵制政策，明代多数皇帝还反对烧丹炼药。明代朝廷重视依法制管理社会医药行为，对宋代医药律令进行了继承与开发。在合和御药、买卖毒药、饮食卫生、庸医杀人、囚犯医药等方面的法令上，在宋代律令基础上有了调整。如宋代对合和御药误不依本方及封题错误要判绞刑，明代则规定医人杖一百；对料理拣择不清，宋代要判一年徒刑，而明代规定只杖六十；对造御膳误犯食禁，宋代主食判绞刑，而明代规定杖一百。合和御药、御膳中，其他环节失误判刑也相应减轻。在禁止庸医冒名杀人方面，明代做了两条新的规定：一是庸医为人用药、针刺，误不依本方，因而致死，责令别医辨验药饵、穴道，如无故害之情者，以过失杀人论，不许行医，若故违本方因而致死及因事故用药杀人者，斩；二是转雇庸医冒名顶替各杖八十，雇工钱入官。在监狱医药卫生方面，除承袭宋制外，也增加了一些新的规定。

明代在行业和户籍管理上推行分行分户、子袭父业的行户世袭制度。世医医户制度是明代管理医生的基本方法。在世医制度方面，明官方还规定：太医院的学生一般从医户子弟中选拔；医户无嫡系子孙，可在亲支弟妇中选拔一名有培养前途者补任；医户都要登记造册，凡医药之人，礼部务必备知，以凭取用。此外，明代各朝还以访取保举、捐纳补任的形式扩大医生渠道。据《古今医统大全·卷之三·翼医通考（上）》记载，明代的医官制度："国初置医学提举司，后改太医监，又改太医院，设院使、同知及典簿等官职，专诊视疾病、修合药饵等事。洪武十四年定为五品等衙门，更设太医院令、丞、吏目及御医，始依文职授散官。"另外，对于医官的选拔任用，有如下明确规定："凡医士俱以父祖世业代补，或令在外访保医官、医士以充，其精通医术者，本院奏进御药房供事。""凡各王府差人请医视疾，本院奉旨差官或医士往视。若文武大臣及外夷酋长有疾，亦奉旨往视，其治疗可否，皆具本覆奏。或军中缺医，亦凭总兵巡抚官奏请拨用"。此外，"凡医家子弟，旧例选入本院教习医术，弘治五年奏复行之，推堪任教师者二三人教习。每季考试，三年或五年堂上官一员同医官二员考试，通晓本科者收充医士，食粮当差；未通晓者听令习学一年再试，三试不中者黜之。若五年考试成材多，其教师奏请量加升授"。又有："凡天下府州县举到医士，堪任医官者，俱从礼部送本院考试，仍委该司官一员会考。中者送吏部选用；不中者发回原籍为民，原保官吏治罪。""凡医士、医生，俱以世业子弟学，考选分拨各科。"从明代当时的政治背景看，朝廷是十分重视医官选拔的。不为良相，便为良医，这是杨继洲最终成长为一名御医的政治土壤。

明代加强了太医院功能。太医院产生于金代，明太祖称吴王时置医学提举司，提举从五品。吴四年改太医监为太医院。其长官称太医院令，正五品，后改太医院令为院使，从为院判。永乐十九年，成祖迁都北京后再设太医院，并使太医院成为全国最高医政管理机构。明代医政管理受中央集权思想影响，出现医药集中管理的局面。宫廷医药机构——御药房、生药库、安乐堂、典药局及王府良药所等，都与太医院发生直接关系。明代设御药房，服务于皇帝的医药需要。御药房官，从太医院择优选取。明代为后宫妃嫔、皇子、地方王爷，分别设立了安乐堂、典药局、良医所。这些机构的医官，均由太医院推举。同时，太医院还经常临时派遣名医，到这些地方诊视并发放药品。明代设会同馆、四夷馆等，专供外国来宾居住，内设医生和药品，医生来自太医院，药品也由太医院供给。

明正德后，官方规范医生管理，医学事业发展较快，明嘉靖后，明代的医生管理制度产生明显效果，出现诸多名医。

明代朝廷重视医学，亲自组织和参与医学著作的编写，这些促进了中医书籍的校定和流传。这一时期有官方背景组织编写和修订的书籍，如《普济方》《救荒本草》《医方选要》《奇效良方》等。此外，明成祖组织编写了《永乐大全》，尽收医籍经典，对保存古医籍功不可没。明代朝廷，除关注医书编写外，出于医学需要，还重铸医具——针灸铜人。明洪武、正统两次指定专人铸造针灸铜人。洪武十一年（1378），明政府将新铸铜人送给日本名医竹田昌庆，成为中日医学交流的佳话。

由上可见，明代朝廷十分重视医学的发展，以及对医生的选拔和培养。这也是杨继洲得以子承父业的重要因素。明代捐纳医官，尽管增加了医官数量，但也降低了医生标准，使庸医官大量增加，一定程度上影响了医学的发展。

（二）经济背景

明初，鉴于战争带来的经济萧条，朝廷采取了一系列积极措施，如奖励垦荒、兴修水利、减轻赋税等，调动了农民的生产积极性；工商业方面，改变了元代手工业者奴隶的身份，使他们可以自由生产、自主销售；政治上精简机构，整饬吏治。这些措施，使明初的社会生产力得以迅速恢复和发展。经济繁荣带来政局的稳定，为医学包括针灸学的发展创造了良好的环境。

明中叶以后，社会经济繁荣，尤其是江浙、徽州一带的经济得到了全面的发展，出现了许多商贩云集的市镇，资本主义萌芽也在这一带出现。富裕起来的商贾凭借财力的优势，多方位、多层次地资助和发展教育，故医学也在这一时期得以迅速发展，医家辈出，如虞抟、王纶、汪机、方广、薛己、徐春甫、高濂、孙一奎、缪希雍、王肯堂、吴崑、陈实功、赵献可、张介宾、吴有性、李中梓等明代著名医家，均来自江浙、徽州一带。其中，不乏对针灸学发展做出巨大贡献者。

明代商业发达，人们的经商意识空前活跃，商人队伍随之不断扩大，并且行商的足迹遍布全国各地，有的甚至营商海外。这一时期出现了一部非常具有时代特色的方书——《商便奇方》（1590），该书由明代新安医家程守信编集，是现存第一部专为外出离家经商者使用的方书。书中所载病证的发生，多与行商在外起居失宜有关，如外感六淫病证、脾胃病证、二便病证、诸痛证、传染病证、疮疡等。方中所用药物皆为常见易得之品，并于每方下详述了如何自制、服用，如何随身携带，以方便随时应用。商业的发达，为医学的兴起和传播提供了良好的环境。

（三）文化背景

在明代，八股取士是朝廷选拔人才的最主要方式。但是，八股取士的科举制度，在某种程度上也限制了一部分想从事仕途、施展才华的人。加上明中叶以后，江南市镇数量渐增，人口稳定增加，但是举人与进士名额却未相应增加，所以在16世纪初期，开始出现"弃儒"的趋势。部分儒者，在"不为良相，便为良医"这一人生观的支配下，开始弃儒从医。儒医的兴起引导了经史思想与医学的相互融合，既加速了临床各科的发展，也促进了针灸学的进步。

程朱理学对于文化的影响较为深远。朱明王朝是封建君主专制制度进一步加强的时代，除了将军政大权集中到统治者手中以外，还进一步加强了对于民众的思想统治。朝廷提倡的思想，是作为儒家正统的程朱理学，官方教育以钦定《四书大全》《五经大全》和《理性大全》为教材，将儒家孝悌思想灌输给世人。因而，在明代人们把学习医药学当成行孝悌的一种手段。父母有疾，委之庸医，也是不孝的表现。不为良相则为良医的观念，使许多从事或欲从事仕途的人，在仕途不得志或因亲疾而改弦易辙，致力于研习乃至从事医学。

此外，明代道教盛行，明代大部分统治者对道教相当尊崇，太祖以后诸皇帝，尤多迷信占卜、丹药、房中术；至明世宗嘉靖皇帝时，崇道达到高峰。这对于杨继洲编撰《针灸大成》时在内容的选取上，也产生了一定的影响。

明代的印刷术在元代的基础上有所创新，明万历年间出现了套板印刷。明代的出版业空前繁荣，推动了医学类书籍的出版，出现了形式多样、内容繁杂的各类医学书籍。以明代的养生书籍为例，据《全国中医图书联合目录》统计，明代共有养生书籍百余种，可见明代养生书籍编撰的繁荣，与印刷术、出版业的发展有着密切的关系。这也为《针灸大成》的出版，提供了良好的环境。

（四）医学背景

晋唐至宋元数百年间，随着临床医学经验的大量积累，中医学已取得了长足的进步。医经的整理方面，有王冰、杨上善对《素问》的注释和整理，王叔和编著《脉经》。临床医学方面，如《备急千金要方》《诸病源候论》《外台秘要》等大型医著相继问世。药学方面，大量本草和方书出现，政府几次编撰及修订本草和颁布《太平惠民和剂局方》；药局开始出现，向社会刊行药方。这些都极大地刺激了内、外、妇、儿、针灸等临床各科的发展。

时至明代，朝廷崇尚儒学，重视对民众的伦理教化；在医学上表现为对医药卫生的关照。朝廷对医学的关注度明显高于前代。明代后期，资本主义经济成分增加，实学兴起，医学发展加快，也为中医学的发展提供了新的机会。

在医药学方面，李时珍《本草纲目》的问世，是本草史上的一个辉煌成就。此外，其他的本草著作，如王纶的《本草集要》、陈嘉谟的《本草蒙筌》等，也是比较宝贵的本草文献。临床医学方面，明代形成了以薛己、张介宾、赵献可等医家为代表的温补派，温补成为一门独具特色的学说。食疗本草也随着饮食文化的发展、医药学的进步及本草著作的丰富而兴盛起来。医学知识的普及推动了医学思想的发展。李时珍、张介宾、赵献可、徐春甫、万全、杨继洲、李梴、龚廷贤、龚居中等，都是当时比较著名的医家。

自宋代以来，针灸学术有了进一步的发展，尤其到了明代，针灸医家辈出，著书立说者颇多。在这种条件下，就产生了汇集针灸文献的实际需要。明代徐凤的《针灸大全》、高武的《针灸聚英》、吴崑的《针方六集》等，都是适应这种需要而编撰的。这一学术发展的要求，以及社会上民众的需要，均对杨继洲产生了很大的影响，促使他从事针灸文献的整理，从而编撰了《针灸大成》一书。当时社会上学术复古风气流行，这可能也是杨继洲推崇《内经》《难经》的原因之一。

明代疫病流行极为严重。据不完全统计，明代的 276 年中，就有 64 次疫病大流行。这在当时引起了医学界的高度重视。当时诸家蜂起，著书立说，各抒己见。疫病的流行促进了明代医药学迅速发展，取得了重大成就，并涌现出一批著名的医药学家。其中，最具代表性者，是温病学家吴又可及所著《温疫论》（1642）。

明代，临床医学不断发展，其中针灸的发展尤为突出，形成了继元代以后的又一繁荣时期。当时针灸名家辈出，著述甚多。著作则以集录为主，如明代徐凤编著的《针灸大全》（1439）、明代高武编著的《针灸聚英》（1529）等书，都属于这种集录性的针灸专著。

导引术，是我国传统有效的健身术。明代导引类著作也很流行，如明末成书的《易筋经》，介绍了按摩结合器具，以拍打为主的独特的传统健身方法；还有以强身壮力为主的"易筋经十二势"导引术等。明末清初，由陈玉廷创造，经杨露禅等发展的太极拳，成为后世经久不衰的传统健身方法。这也可能是在《针灸大成》中收录《小儿按摩经》的影响因素之一。这一时期的著作，也极大地影响了杨继洲、靳贤等编著《针灸大成》时的思路。

杨继洲在当时的时代背景下，不仅受到同时代的医学家、药学家、针灸学家的影响，而且还有继承家传之学的得天独厚条件，具有丰富的医学典籍和资料，加之其自身对于医学的热爱，使他走上了终身从事针灸事业的道路。基于博览群书的阅历和40余年的临床切身体会，杨继洲最终以严谨的治学态度，编写了一部完备而实用的针灸专著——《针灸大成》。

二、从医经历

通过《针灸大成》正文前的赐进士第太子太保吏部尚书王国光撰写的《卫生针灸玄机秘要》叙，我们可以大致了解杨继洲从医的缘起。王国光在《卫生针灸玄机秘要》叙言中写道："医，固其世家也。"《衢县志·人物传》也记载："杨继洲（1522—1620），名济时，上宇乡六都杨人。明代针灸学家。世代从医，祖父任太医院御医，著有《集验医方》，刊行于世。家藏丰富的秘方、验方与医学典籍。"说明杨继洲是出生于医学世家的。但杨继洲出身医学世家，就一定要从医吗？在杨继洲生活的时代，科举制度盛行，仕途是大多数人的首选。若能考取功名走上仕途，上能报效国家，下能光宗耀祖，这是每个读书人的梦想。杨继洲也是如此。《卫生针灸玄机秘要》叙言写到，杨继洲"幼业举子，博学绩文"。但杨继洲的仕途并不顺利，"一再厄于有司"。其数度参加科举考试，均以失败告终。在当时，宋儒理学的不为良相便为良医的观点影响较大，推测杨继洲可能受到宋儒理学的影响，从而放弃仕途，开始潜心钻研医术。这在王国光《卫生针灸玄机秘要》叙言中可以得到印证，"医道通于儒，而其功与相等埒"，因医者可以"起疼兴疴，跻天下于仁寿"。故杨继洲"遂弃其业，业医"。

杨继洲祖上任职于太医院，其从医也受到家学影响。杨继洲的祖父有家传秘籍，即"授有真秘"，同时"纂修集验医方"，"且多蓄贮古医家抄籍"，这使杨继洲在家中受到了良好的医学熏陶，能够"取而读之，积有岁年，寒暑不辍，倬然有悟"，受益显著，洞悉医理。所以，杨继洲从医，既有宋儒文化的影响，也有其医学世家的影响。

根据《针灸大成·卷九》后附的杨继洲医案内容，可对杨继洲的行医经历、涉足地点有初步的了解。杨继洲的行医经历，至少是从明嘉靖三十四年（1555）到明万历二十九年（1601），历任三朝（嘉靖、隆庆、万历）医官于京城，历时46年，将近半个世纪。另据《卫生针灸玄机秘要》叙中记载，杨继洲于明世宗嘉靖年间，经选试至京城任侍御医。到明隆庆二年（1568），任职圣济殿太医院医官。经明嘉靖、隆庆、万历三朝，历任楚王府侍医和太医院御医等职，足迹遍及闽、苏、冀、豫等各地。其行医的对象，大多都是达官贵人。这些在《针灸大成·卷九》的杨继洲医案中均可考证。

杨继洲医案记载的病证有33个，经其治愈的病人大多患有疑难杂症。医案中记录了颈和臂结核、腰及四肢痹证、痢疾、便血、妇人血崩、血厥及神志疾病的治疗情况。其治病方法，涉及针灸、药物、日常调摄等，治法精简，疗效显著，充分说明其精通医理，医术高超。

杨继洲虽医术高超，但其传世的代表性著作唯有《针灸大成》一部。该书流传至今，对针灸学术界有着重要影响。

由于杨继洲一生行医，奔走各地，衢州人对其事迹知之甚少，故旧府志、县志均无记载。直到 1926 年，衢州解元郑永禧编撰的民国《衢县志》中，根据杨氏宗谱，才开始在县志中对杨继洲有所记载。杨继洲里籍所在的六都杨村，位于衢州城南 8 公里，村子里除了外来人口，全村人都姓杨，是一脉相连的同宗，故而得名六都杨。现衢州市区的杨家巷，也因杨氏后人居住而得名。而杨继洲本人，因其高超的医术和编著《针灸大成》的功绩，也被人们所世代怀念。在浙江省衢州市神农殿里，供奉着诸位名医雕像，杨继洲雕像就位列其中，受到后人敬仰礼拜。

杨继洲年谱

明嘉靖元年（1522）杨继洲出生于浙江衢州上宇乡六都杨，也有记载其出生在衢州杨家巷。

明嘉靖三十四年（1555）为建宁滕柯山之母治疗手臂不举，背恶寒等。经治，痊愈。

明嘉靖三十七年（1558）为京官鸿胪吕小山针灸，治疗手臂结核。经治，痊愈。

明嘉靖四十年（1561）为夏中贵治疗瘫痪。经治，"即能履"。

明嘉靖四十一年（1562）经同乡董龙山推荐，为吏部许敬庵治疗腰痛。经治，痛减病安。

明隆庆二年（1568）已任职于圣济殿太医院。

明隆庆二年（1568）为给事杨后山之子治疗疳积。经治，痊愈。

明隆庆二年（1568）为吏部观政李邃麓治疗胃部痞块。经治，痊愈。

明隆庆二年（1568）为户部官员王缙庵的弟弟治疗心痫数载。经治，痊愈。

明隆庆二年（1568）奉圣旨前往徐阁老处，为其治疗积热积痰，脾胃虚弱，饮食减少等病证。经治，痊愈。

明隆庆三年（1569）为尚书王西翁之女治疗颈项肿痛。经治，痊愈，永不见发。

明隆庆三年（1569）为蔡都尉之子蔡碧川治疗痰火证。经治，痊愈。

明隆庆三年（1569）受邀为蔡都尉之女治疗风痫重证。经治，苏醒。

明隆庆三年（1569）为张相公治疗肛肿。经治，逐渐缓解。

明隆庆三年（1569）为李渐庵的夫人治疗产后血厥重证。经治，肿痛立消。

明隆庆三年（1569）为尚书毛介川治疗肝脾虚弱、泻痢、肢肿。经治，痊愈。

明隆庆五年（1571）经名医徐东皋推荐，为刑部官员王念颐治疗咽噎。徐徐调之而愈。

明隆庆五年（1571）为武选王会泉亚夫人治疗危异之疾。经治，痊愈。

明隆庆五年（1571）为浙抚郭黄崖治疗反复发作的大便下血。经治，内痔消而血不出。

明隆庆六年（1572）为给大尹夏梅源治病到达峨眉，并为夏梅源治疗伤寒。经治，渐愈。

明隆庆六年（1572）经钱诚翁堂尊推荐，杨继洲为四川陈相公长孙治疗胸前突起。经治，痊愈。

明隆庆六年（1572）为虞绍东翁治疗膈气。经治，痊愈。

明隆庆六年（1572）为户部尚书王疏翁治疗痰火炽盛而手臂难伸。经治，痊愈。

明万历元年（1573）为大理李义河治疗腿痛十余载。经治，痊愈。

明万历二年（1574）为观政田春野之父治疗脾胃之疾。经治，疮发渐愈。

明万历二年（1574）经工部正郎隗月潭推荐，为员外熊可山治疗痢疾兼吐血不止、咳嗽等危绝之证。经治，痊愈。

明万历三年（1575）为通州李户侯的夫人治疗怪证。经治，痊愈。

明万历五年（1577）为锦衣张少泉的夫人治疗患病二十余年的痫证。经治，痫自定，次日即平。

明万历六年（1578）为张相公孙子治疗泻痢。经治，痊愈。

明万历七年（1579）为郭黄崖之子郭箕川的大女儿治疗惊风危笃之证。

明万历七年（1579）路过洺关，与老朋友宋宪副相会，为其子治疗痞疾后，欢洽数日。

明万历七年（1579）为张靖宸的夫人治疗血崩重证。经治，痊愈。

明万历八年（1580）到扬州见到壬申岁为其看过病的扬州府太守虞绍东，复睹形体丰厚。

明万历八年（1580）为大尹黄缜庵的三儿子治疗数载不愈的面部疾患。徐徐调之而愈。

明万历八年（1580）雇工匠为其刊刻书籍。黄缜庵给予薪米资助。此书应是《卫生针灸玄机秘要》。

明万历八年（1580）经宝源局官吏王某推荐，为工部郎许鸿宇治疗双腿受风，日夜痛不止，卧床不起的病证。经治，痊愈。

明万历八年（1580）在扬州为御史桑南皋夫人治疗发热、头眩、目涩、手挛、食少等症。经治，痊愈。

明万历二十九年（1601）为巡按山西监察御史赵文炳治疗痿痹之疾，三针而愈。后赵文炳出资、主持刊印《针灸大成》一书，并委派靳贤协助杨继洲，在杨继洲《卫生针灸玄机秘要》基础上补辑重编而成书。

明万历二十九年（1601）《针灸大成》刊行，巡按山西监察御史赵文炳为此书作序。

明万历四十八年（1620）杨继洲去世。

杨继洲凭借家学和个人的临床经验，以精湛的医术立世；并以杨继洲

《卫生针灸玄机秘要》为基，广泛收集整理明以前的医学著作，结合自己的临证经验，编著了《针灸大成》一书。该书集明以前针灸之大成，并承载了杨继洲学术思想和针刺技法，至今仍被广泛传颂。

杨继洲

著作简介

《针灸大成》一书，首刊于明万历二十九年（1601），共计10卷，207篇。该书以杨继洲《卫生针灸玄机秘要》为基础，广泛辑录了明万历以前的针灸文献，对明以前的针灸学术成就进行了全面的总结。收集的内容包括针灸理论、歌赋、经络、腧穴、针法、灸法、临床治疗等；杨继洲本于《内经》《难经》等经典理论，又广泛收集各家针灸著作之精华，并有大量的杨继洲个人经验总结和临证验案。此书既有经典原文，又有杨继洲注解；既有理论阐释，又有诊治经验，且图文并茂，内容翔实，资料全面且实用，是明以前的针灸文献宝库。《针灸大成》至今在海内外广泛流传，是一本影响巨大的针灸专著，被业界公认为是继《内经》《针灸甲乙经》之后，针灸学的第三次总结，具有承前启后的里程碑式意义。此书自刊行以来，迄今已有400多年的历史，其间一直受到历代医家的重视，成为针灸理论研讨和临床诊治的重要参考书籍。

一、《针灸大成》的成书过程

结合《针灸大成》一书中的《卫生针灸玄机秘要》王国光叙和《刻〈针灸大成〉》赵文炳序，以及卷九的杨继洲医案，我们可以了解《针灸大成》的大概成书过程。

（一）《卫生针灸玄机秘要》为前期基础

《卫生针灸玄机秘要》王国光叙中记载，杨继洲通过长期大量阅读其祖父的《集验医方》和其他家中所藏医书，"倬然有悟"，遂"复虑诸家书弗会于一，乃参合指归，汇同考异，手自编摩"，参考诸家著作进行分析整理；"凡针药调摄之法，分图析类，为'天''地''人'卷"，最后"题曰《玄机秘要》"，共 3 卷。可以确定，《卫生针灸玄机秘要》是杨继洲所著。

从《卫生针灸玄机秘要》王国光叙言还可以看出："究其自，出是编，诸公嘉之，为寿诸梓，以慧后学，请序于余"，杨继洲在朝廷上给大家看到的应当是《卫生针灸玄机秘要》的初稿，为了出版，请王国光为其作叙。可以判断，在当时《卫生针灸玄机秘要》的出版已经被杨继洲提到了日程，是否被正式刊刻出版，从王国光叙言中还看不出来。从赵文炳《刻〈针灸大成〉序》也只能知道"随出家传《秘要》以观，乃知术之有所本也"，无法判断杨继洲出示给赵文炳的《卫生针灸玄机秘要》是王国光作叙的书稿，还是正式刊刻出版的书籍。

从《明史·列传第一百十三》相关资料可以看出，王国光任吏部尚书、太子太保的时间为 1577—1583 年，其间为杨继洲《卫生针灸玄机秘要》作叙。结合《针灸大成》的杨继洲医案可知，明万历八年（1580），杨继洲雇工匠为其刊书，其好友黄缜庵曾给予资金资助。通过杨继洲刊书得好友资助这一事件可知，杨继洲当时刊书为私事。而《卫生针灸玄机秘要》的刊刻出版已经被提到了日程，并请王国光写了叙言，如此，合理推断，明万历八年（1580）杨继洲所刊书籍当为《卫生针灸玄机秘要》。

《针灸大成》里杨继洲医案记载的第一例病案发生在明嘉靖三十四年（1555），即杨继洲开始行医时间当不晚于该年。杨继洲刊刻《卫生针灸玄机秘要》发生于明万历八年（1580）。从 1555 年到 1580 年的 20 余年不间断的临床实践过程中，杨继洲应当是总结了一定的个人经验的。因此，笔者认为，《卫生针灸玄机秘要》当为杨继洲编著，该书内容应包括杨继洲家传的经验、前人的记载，并融入了杨继洲的个人经验。

在《针灸大成·刻〈针灸大成〉序》中记载，赵文炳因痿痹之疾，邀请杨继洲为其治疗，杨继洲三针治好了赵文炳的疾病，"随出家传《秘要》

以观，乃知术之有所本也。将付之梓人，犹以诸家未备，复广求群书"。因此，《卫生针灸玄机秘要》应当是《针灸大成》编写的前期基础，在此基础上，杨继洲汇集诸家著作而成。

（二）靳贤协助补辑重编

刻《针灸大成》序记载，《针灸大成》在编写过程中，"凡有关于针灸者，悉采集之"，并"考《素问》《难经》以为宗主，针法纲目备载之矣。且令能匠于太医院肖刻铜人像，详著其穴，并刻画图"，应该说，《针灸大成》在《卫生针灸玄机秘要》基础上，汇集了明万历之前的医学著作之针灸精华，其编写的工作量是比较大的。那么，面对这样大的工作量，《针灸大成》是由杨继洲一个人完成的吗？在《针灸大成·卷一·针道源流》一节的文末给出了答案："《针灸大成》总辑以上诸书，类成一部，分为十卷。委晋阳靳贤选集校正。"也就是说，《针灸大成》并不是全部由杨继洲完成的，靳贤参与了选集校正。

据《潞安府志·卷十七》记载："靳贤，静宁州人，万历间以举人通判潞安。有治民才，历署州县编审，听讼人人称平。催科得法，民间输纳恐后，政声大著，委署无虚日，皆称任，使升任苛岚州，不就。"从以上史料记载看，靳贤为举人出身，任潞安州通判官。通判官是在州府的长官下任职，主要负责掌管粮运、家田、水利和诉讼等事项，对州府的长官有监察的责任，是兼行政与监察于一身的官吏。根据现有资料，未见到靳贤从事医疗活动的资料记载，他从事通判官一职，并非专业医生，没有针灸诊疗经验。因此，《针灸大成》不可能由靳贤独立完成。

杨继洲任职太医院，常年居住在京城玉河坊一带，想来不会由杨继洲来委派山西的官员帮助编书，这无论是从官职还是从地域来讲，都说不通。那么，就只能是担任巡按山西监察御史，并出资刊印《针灸大成》的赵文炳来委派的靳贤。如前所述，赵文炳委派靳贤，在《卫生针灸玄机秘要》3

卷的基础上，进行"选集校正"，补辑重编了《针灸大成》，共 10 卷。合理推断，对于非医生的靳贤来说，杨继洲在《针灸大成》的编著过程中，应对他起到了关键性的指导作用。

综上，《针灸大成》一书应当是在杨继洲《卫生针灸玄机秘要》基础上，由靳贤补辑重编而成，于明万历二十九年（1601）由赵文炳出资，主持刻印。杨继洲是《针灸大成》的原著者。

（三）以医术取信官员为其助力

《卫生针灸玄机秘要》王国光叙记载，该书"诚稽此而医道指掌矣"，并评价杨继洲医术"侍内廷、功绩懋著，而人以疾病疢疡造者，应手奏效，声名籍甚"。王国光对于杨继洲的医术给予了很高的评价。同时指出"会在朝善杨子，究其自，出是编，诸公嘉之"，用杨继洲医术的效如桴鼓、朝廷官员对杨继洲的赞赏，衬托了《卫生针灸玄机秘要》这本书的价值。当时王国光官阶为赐进士第太子太保吏部尚书，据《明史·卷七十二·志·第四十八》记载："太师、太傅、太保为三公，正一品。""太子太师、太子太傅、太子太保，并从一品，掌以道德辅导太子。""吏部。尚书一人，正二品。"王国光作为朝廷的一品大员，给杨继洲《卫生针灸玄机秘要》作叙，是对杨继洲医术和《卫生针灸玄机秘要》一书的背书，足以说明《卫生针灸玄机秘要》一书的重要性。同时，也为《针灸大成》的刊印奠定了一定的基础。

赵文炳在《刻〈针灸大成〉序》记载了刊印《针灸大成》的缘起。杨继洲三针治愈赵文炳痿痹之疾，并出示"家传《秘要》"以证其医术有所本，进而获得赵文炳信任。于是，赵文炳决定出资为杨继洲刊印书籍。赵文炳时任巡按山西监察御史，据《明史·卷七十二·志第四十九》记载，"十三道监察御史一百十人，正七品""巡按则代天子巡狩，所按藩服大臣、府州县官诸考察，举劾尤专，大事奏裁，小事立断"。监察御史七品官的官阶不高，但权利比较大。赵文炳不仅出资，而且作为山西监察御史主持了《针灸大成》的刊印工作，委派了靳贤帮助杨继洲，并给《针灸大成》作序，证明《针灸大成》一书的刊印具有官方背景，这为本书的流通和传播起到了一定作用。

杨继洲任职于太医院，其患者多是达官贵人，如工部尚书郭黄崖、吏部观政李邃麓、刑部王念颐、户部王缙庵等，这在杨继洲医案中有清晰的记载。杨继洲凭借自己高超的医术，在官员中间具有一定的口碑，这也是杨继洲《针灸大成》广泛传世的原因之一。

（四）刊印物质条件具备

山西省是当时出版业比较发达的省份，隶属山西的平阳府，是全国出版业最发达的地方之一，这为《针灸大成》的刊印提供了物质条件。杨继洲远赴山西为赵文炳治病，得到赵文炳的支持，经靳贤协助，编著《针灸大成》并最后刊印，其首刊地当是山西。如山西平阳知府李月桂重修《针灸大成》序记载："郡中向有《针灸大成》一书，乃先任按台赵公……汇采名集而著梓之。"《针灸大成》的最初刊刻版本保存于山西平阳府。

综上，逢杨继洲赴山西为赵文炳三针治愈痿痹之疾这一机缘，可谓天时；在山西这一出版业较为发达的地区，可谓地利；山西监察御史赵文炳委派靳贤协助杨继洲编书，赵文炳出资、主持刊印《针灸大成》，可谓人和。天时、地利、人和，终于在明万历二十九年（1601），在杨继洲近80岁高龄时，刊行了后世广为流传的旷世巨著——《针灸大成》。

二、《针灸大成》的内容特点

《针灸大成》论述了针灸的源流，收载了重要的针灸文献，总结了历代针灸家的临证经验，阐明了主要穴位的用法以及配穴、针灸手法、主治病证、应用药物与调摄法等。还介绍了有关人体内脏的解剖学知识。特别是，此书对辨证用穴、按时开穴、名家用穴，近乎搜罗无遗。该书论及300多种病证的1000多个针灸处方，不少病证有两组处方（一个主方，一个备用方），这是其他针灸著作所未见的。《针灸大成》的内容，充分地体现了明代以前的针灸学术成就，记载了杨继洲的学术特点、临证观点、高超医术和宝贵经验。

全书以《内经》《难经》理论为源，历代各家学说为流，全面地总结了明代之前的针灸理论和经验，是继《内经》和《针灸甲乙经》之后，对针灸学文献的又一次大总结。书中不但收集了当时影响较大的针灸学专书中的内容，还辑录了医学经典著作、综合性医书中的针灸内容、推拿方面的资料，兼有针灸、按摩及药物治疗等，堪称中国古代的针灸学百科全书。同时，还辑录了杨继洲的补泻手法、医案和考卷等。这些内容是杨继洲在博采众长的基础上，对针灸学术的发挥，是杨继洲本人的学术见解。在辑录前代针灸文献资料的同时，穿插有杨继洲自己的论述，亦是对前代针灸学术的进一步阐释。

《针灸大成》卷首的"针道源流"中，共列举了26部医书。包括《素问》《难经》《子午经》《铜人针灸图》《明堂针灸图》《存真图》《膏肓灸法》《千金要方》《千金翼方》《外台秘要》《金兰循经》《济生拔萃》《针经指南》《针灸杂说》《资生经》《十四经发挥》《神应经》《针灸节要》《针灸聚英》《针灸捷要》《玄机秘要》《小儿按摩经》《古今医统》《乾坤生意》《医学入门》《医经小学》。其在本篇末尾记载有"《针灸大成》总辑以上诸书，类成一部，分为十卷"。黄龙祥等考察《针灸大成》所引用医书，发现本书在《神应经》之前的16部书目，均摘自高武的《针灸节要》和《针灸聚英》。编辑《针灸大成》所采用的直接参考书目，实际上只包括《神应经》《针灸节要》《针灸聚英》《针灸捷要》（又名《针灸大全》）、《玄机秘要》《小儿按摩经》《古今医统》《乾坤生意》《医学入门》《医经小学》，加上未注明出处的《奇效良方》《针方集》，共计14部。

明代针灸著作的突出特点，是搜集大量的前代资料，分门别类，自成一体。产生于明代前、中、后期的《针灸大全》《针灸聚英》《针灸大成》，就是此类著作的代表，前两书所载内容的绝大部分均来自前人。《针灸大成》的内容按照书中记载其来源多达26种书籍。这种汇集文献的特点，导致明代针灸著作间某些内容雷同。针灸歌赋的盛行，是明代针灸著作的又一突出特点。这一时期出现的近百首歌赋，除继承前代的作品外，大部分属于针刺手法和治症取穴这两类，并出现了一批短小精悍、实用于临床的歌诀，这种风气一直影响到清代。

现行多数《针灸大成》的版本，书首均收录明·王国光的《卫生针灸玄机秘要》叙、明·赵文炳《刻〈针灸大成〉序》、清·李月桂《重修〈针灸大成〉序》。书尾有靳贤所编"请益"。《针灸大成》正文共分为10卷，各卷基本内容如下：

卷一，开卷是名为"仰人周身总穴图""伏人周身总穴图"的两幅穴位分布图。第一部分是针道源流，简明扼要地记载了《针灸大成》引用诸书的概况；第二部分是经论部分，选用《灵枢》《素问》《难经》中与针灸有关的经文并加以注释，作为针灸的理论基础，也是整部书的理论中心。

卷二，收集历代有关针灸的著名诗赋10首。分别是《周身经穴赋》《百症赋》《标幽赋》《席弘赋》《金针赋》《玉龙赋》《通玄指要赋》《灵光赋》《兰江赋》《流注指微赋》。其中，《标幽赋》原载于《针经指南》，是金元时期针灸大家窦汉卿所著，内容涉及经络、特定穴、针刺补泻、子午流注、标本论治、禁针禁灸穴等方面，侧重于医理的论述，是针灸歌赋中最重要的著作之一，被历代针灸学家所推崇。《金针赋》首载于《针灸大全》一书，相传为明·泉石心据先师所传特效针法而著，该赋是第一部针刺手法专著，是关于针刺手法的重要经典文献。《通玄指要赋》首载于元·罗天益《卫生宝鉴》，原题为《流注通玄指要赋》，后收入窦汉卿针书《针经指南》，该赋前有窦氏自序一篇，据称此赋系将名医李浩所传的针灸临证经验"四十三治症秘穴"，以押韵的方式赋就一篇，以便记忆。明·徐凤《针灸大全》、高武《针灸聚英》都有收载。《通玄指要赋》体现了窦汉卿临证选穴的经验总结。《玉龙赋》原载于《针灸聚英》，元·王国瑞编辑的《扁鹊神应针灸玉龙经》收录之，本赋是总辑玉龙歌的要旨而成。杨继洲结合自己的医学理论和临床经验，对以上4首歌赋做了详尽的注解，体现了杨继洲的学术主张，这对针灸学的现代研究具有一定的参考价值。其中，杨继洲结合个人的理论体会和临床经验，对于《标幽赋》《金针赋》《通玄指要赋》给予深入的注释；《兰江赋》是杨继洲所集，体现了杨继洲用穴简约的特点，也表明了杨继洲重视担截配穴法。

卷三，第一部分汇集历代有关针灸的著名歌诀20首。这20首歌诀分别是《五运主病歌》《六气为病歌》《百穴法歌》《十二经脉歌》《玉龙歌》《胜玉歌》《杂病穴法歌》《杂病十一穴歌》《长桑君天星秘诀歌》《马丹阳天星十二穴治杂病歌》《四总穴歌》《肘后歌》《回阳九针歌》《针内障秘歌》《针内障要歌》《补泻雪心歌》《行针总要歌》《行针指歌》《刺法启玄歌》《针法歌》。在古代的针灸专书中，《针灸大成》辑录的针灸歌赋，数量是最多的。其中，《玉龙歌》侧重临床疾病的选穴，内容丰富，杨继洲结合自己的临证经验，给予了较为详细的注释和补充。《胜玉歌》是杨继洲自编的，"玉"是指《玉龙歌》。杨继洲认为这首歌诀有超过《玉龙歌》之处，因此取名"胜玉歌"。《胜玉歌》在开篇，即提出"胜玉歌兮不虚言，此是杨家真秘传"。胜玉歌集中了杨继洲家传的经验，全文532字，共论及全身66个穴位，涉及内科、外科、妇科、儿科、五官科、男科、骨伤科等学科的51种临床常见病证的针灸治疗以及手法补泻等，且用穴精简。这是杨继洲集个人和家传临床经验的总结，其中大多病证取单穴就可以获得很好的治疗效果，多则3穴，这体现了杨继洲在临证方面用穴简约的特点，对于临床疾病的治疗具有重要的指导意义。《针内障要歌》和《针内障秘歌》，记载了杨继洲对于内障的治疗经验。第二部分是《策》，收录了杨继洲在考太医时候的考卷4篇，分别是《诸家得失策》《头不多灸策》《穴有奇正策》《针有深浅策》，集中体现了杨继洲的临床经验和体会，总结精辟，议论精深，最能反映杨继洲的学术观点，对后世医家有很好的启迪作用。

卷四，为针刺手法部分，主要汇集历代医家有关取穴法、针具、《内经》《难经》《神应经》《医学入门》《针灸聚英》中的补泻手法，以及禁针禁灸穴等内容。在补泻手法中，有杨继洲结合个人和家传经验编纂的《三衢杨氏补泻》和《经络迎随设为问答》。《三衢杨氏补泻》详细地论述了针刺的各种手法，提出了针刺"十二字分次第手法"和"下手八法"等操作要点，是杨继洲针灸手法特色的突出体现，全面而实用，至今仍被广泛应用。《经络迎随设为问答》通过设问的方式，系统阐述了针刺治疗当中涉及的经络、阴阳、手法补泻等诸多问题，既是对杨继洲理论和临床经验的一次系统梳理，对于同仁也起到了共勉的作用。

卷五，主要介绍十二经井荥输经合五输穴图表，以及子午流注、灵龟八法、八穴八法等时间针法的内容。此卷内容所论述的时间针法内容极为丰富，近人所阐述之子午流注，几乎没有超出此范围者。本卷中的《十二经井穴图》，详细地介绍了井穴的名称、位置、所在经脉循行部位的病证特点，以及相应的治疗方法，内容详细，丰富了井穴的应用。此外，《十二经治症主客原络图》和《八脉图并治症穴》，也是杨继洲临床经验所在。

卷六、卷七，论述脏腑、经络、腧穴。主要辑自高武的《针灸聚英》，具体论及十四经流注，并附有经穴歌诀、十四经各穴的部位、主治、针灸法。还论述了奇经八脉、十五络脉、十二经筋、五脏募穴、五脏俞穴、治病要穴和经外奇穴等，其中，详细记载了经穴 359 个，经外奇穴 34 个。所论各项内容，均为杨继洲所集，且均有详细考证，论述清晰，至今仍有重要的研究价值和实用意义。《督任要穴图》和《经外奇穴》，也均是杨继洲自己的经验。

卷八，主要内容是辑自明代针灸专书《神应经》有关腧穴和针灸证治的内容。首先列举头面、肩背、胸腹部和十二经脉经穴定位、针灸操作方法等，首列简易取穴法，并附以取穴图。其次，分别列出了 23 门临床各科病证的针灸治法，侧重在临证选穴。卷末收集《针灸聚英》《针灸大全》《乾坤生意》有关针灸治疗中风、伤寒、杂症等方面的记载，列为续增治法，大大丰富了中风病的临床治疗。

卷九，主要包括"治症总要""东垣针法""名医治法""杨氏医案"，以及灸法的相关内容。其中，灸法内容记载了从制备艾叶到灸法的操作、证治和若干传统特色灸法，以及灸治注意事项和灸后调摄，规范了灸法的操作程序。卷尾的"杨氏医案"，实际记录了杨继洲临证治疗的医案实例 33 则，这些医案记录了杨继洲的医疗活动和针灸临床经验，是杨继洲临证经验的集中表现。医案按照时间顺序排列，证候表现和治则治法兼备，或针或灸或药或针灸药物结合，体现了杨继洲临证治疗的特色，有较高临床价值和研究价值，一直被后人学习效法。

卷十，主要内容直接抄录已佚古籍《小儿按摩经》，本书收录的内容主要有小儿按摩疗法和小儿诸病的诊治，为中医儿科提供了宝贵的资料。由于《小儿按摩经》一书早已亡佚，《针灸大成》的相关内容为《小儿按摩经》的辑佚，提供了宝贵的资料。另有高武的"附辩"，此"附辩"引自《医统》。其中的内容实际是来源于《针灸聚英》和《针灸问对》。在文后有靳贤所写"请益"，所以，卷十应该是全书的附录部分。

三、《针灸大成》引用的书籍

从《针灸大成》的内容来看，杨继洲早在编著《卫生针灸玄机秘要》一书的过程中，就考虑到了未来要编著一部针灸专书。只是因为"犹以诸家未备"，所以在其后编写《针灸大成》时"复广求群书"。在靳贤的帮助下，又搜集了诸如《神应经》《针灸节要》《古今医统大全》等多部医学著作中与针灸密切相关的内容，在《卫生针灸玄机秘要》的基础上编著了《针灸大成》。凡明以前重要针灸著作的内容，在《针灸大成》中，都直接或间接、一部分或大部分被引用。

《神应经》，约成书于明洪熙元年（1425），由刘瑾辑录其老师陈会所撰《广爱书》的主要内容而成书。刘瑾是陈会二十四名徒弟中"独得其指下之秘"者，水平最高。书中收载《广爱书》内五百四十八证，计二百一十一穴，又择刘瑾之经验者六十四证，计一百四十五穴，纂为一册目，据黄龙祥对现行本《神应经》主要内容"五百四十八证"的系统考察，发现这部分内容除少量外（见于《玉龙歌》《针方集》等），主要系从《普济方·针灸门》改编而来。现《广爱书》已经不传，幸得刘瑾的辑录得以流传。其主要内容为《针灸大成》所转载。

《古今医统》，全名为《古今医统大全》，明·徐春甫撰，成书于明嘉靖三十五年（1556），一说约成书嘉庆四十三年（1564）。该书辑录明以前历代医家及经史百家有关医药资料，编成《古今医统大全》100卷，所收资料极为丰富，是一部医学全书。其中，卷六《经穴发明》、卷七《针灸直指》，为针灸内容。卷六主要收集明·高武所著《针灸聚英》卷一的资料；卷七的内容，基本亦是来自《针灸聚英》一书。另外，成书于明嘉靖九年（1530）、由明·汪机编著的《针灸问对》，全书以问答的形式对《内经》

《难经》及多位医家针灸论著的有关问题予以评析。卷上为针灸经穴基础理论，卷中为补泻迎随针刺手法，卷下为灸法及针灸经穴歌诀。《针灸问对》一书内容丰富，不少条文被《古今医统大全》所转载，间接被引入《针灸大成》书中。

《乾坤生意》，3 卷，明·朱权编。国内仅存明刊残本和据明刊本的抄本，日本国立公文馆内阁文库及静嘉堂文库均藏有此书。其卷下之末，载有"针灸"一篇，所载针灸方下多附取穴图。

《医学入门》，8 卷，编撰者为明·李梴，成书于明万历三年（1575）。全书以歌诀形式为主，加注文补充说明，汇集各家学说，包括历代医家传略、诊断、针灸、本草，及内、外、妇、儿各科疾病证治和急救法等。其中，卷一论及"经络"和"针灸"。黄龙祥在《中国针灸史图鉴》中记载："经络部分所集腧穴、刺法多据《素问》王冰注，腧穴主治症主要录自《西方子明堂灸经》，十四经穴歌与汪机《针灸问对》所载之'周身经穴相去分寸歌'相同；'针灸'篇主要采自李梴所授五家针法，并徐凤《针灸大全》等书内容编成。"经上述研究，黄龙祥认为该书有很多内容不见于现存其他医书，或虽见于其他医书，但李梴采自不同传本。所以，《医学入门》具有较高的文献价值和学术价值。

《医经小学》，6 卷，明·刘纯（宗厚）撰，成书于明洪武二十一年（1388）。该书广辑《内经》《难经》及金元诸家医书 20 余部，撮其旨要，立诸说而折其己意；分为本草、脉诀、经络、病机、治法、运气 6 卷，内容悉备，并以韵语歌括句式阐述。该书第三卷专论针灸，内容为经络与腧穴，第五卷也有针法与禁忌相关论述。刘纯在编撰此书时，所采用资料均标明出处。所论针灸内容，主要出自《针经》一书。另外，刘纯还编有《杂病治例》《伤寒治例》《玉机微义》三书。此三书同样辑录大量针灸内容，高武的《针灸节要聚英》，详细整理了刘纯著作中的针灸内容，经过徐凤、高武的引录，刘纯整理的针灸文献，对明代及明以后的针灸学产生了较大的影响。

《针灸节要》，为明·高武所撰，成书于明嘉靖八年（1529），刊行于明嘉靖十六年（1537）。全书辑录《内经》《难经》中有关针灸的基础理论，以"溯其源"，《针灸聚英》的编纂是"穷其流"。两书配合，是对《针灸大成》之前的历代针灸文献的重要总结，两书内容均被《针灸大成》大量吸收引用。《针灸大成·卷三·策》中《诸家得失策》所谓"既由《素》《难》以溯其源，又由诸家以穷其流"，被认为即指高武的两书而言。

《针灸大全》，6卷，由明·徐凤编著，又名《针灸捷要》。卷一，载"周身经穴赋""十三鬼穴歌""长桑君天星秘诀歌""天星十二穴歌""四总穴歌""天星十一穴歌""治病十一证歌""流注指微赋""通玄指要赋""灵光赋""席弘赋"等。卷二，载有"标幽赋"及徐凤的注解；卷三，载有周身折量法及分部分经取穴歌诀；卷四，载"窦文真公八法流注"；卷五，载"金针赋"及子午流注法，同时载有徐凤所编"逐日按时定穴歌"；卷六，主要载灸法，包括取四花、膏肓俞、肾俞、骑竹马等法。内容大多为《针灸大成》所载。

《针灸聚英》，4卷，明·高武纂集，成书于明嘉靖八年（1529）。卷一分上、下，载有脏腑经穴，按照《十四经发挥》顺序；卷二，载少数灸穴、窦氏八穴、五输穴、东垣针法，各家治例，《玉机微义》针灸证治；卷三载针法、灸法；卷四分上、下，载录各针灸歌赋，末载"附辨"。《针灸聚英》与《针灸节要》相配合，高武引言称"不溯其源，则昧夫古人立法之善，故尝集《节要》一书矣；不穷其流，则不知后世变法之弊，此《聚英》之所以纂也"。该书内容被《针灸大成》大量收载。

杨继洲在《针灸大成》中，十分推崇《内经》和《难经》，认为这两部著作是能够用以指导后世临床的开山鼻祖。《针灸大成》所载《内经》引文，主要涉及《素问》当中的《异法方宜论》《刺热》《刺疟》《刺咳论》《刺腰痛论》《奇病论》《刺要论》《刺齐论》《刺禁论》《刺志论》《针解》《长刺节论》《皮部论》《经络论》《骨空论》《刺水热穴论》《调经论》《缪刺论》《诊要经终论》《刺法论》《标本论》，《灵枢》当中的《顺逆肥瘦》《官针》。《针灸大成》所载《难经》引文，主要涉及 1、7、12、22、35、40、43、46、47、49、50、51、52、55、56、59、60、61 难，涉及脉诊 4 条，涉及脏腑 5 条，涉及疾病 9 条。

四、《针灸大成》的版本概况

（一）现存版本

《针灸大成》一书，自明万历二十九年（1601）刊行以来，迄今已有420 余年。其间该书被翻刻不下数十次。据《中国中医古籍总目·针灸推拿卷》记载，该书目前存世的就有 79 种版本。按照版本的材质划分，这些版本中包括木刻本、石印本、铅印本和影印本等。按照版本年代划分，这些版本中包括明代刻本 2 种、清代版本 52 种，民国初年到中华人民共和国成立前版本有 23 种，中华人民共和国成立后版本 2 种。现存最早版本，是明万历二十九年（1601）山西赵文炳初刻本，其次是清顺治十四年（1657）山西平阳李月桂刻本，及康熙十九年（1680）李氏重订本等。晚近通行本，为 1955 年人民卫生出版社据初刻的影印本、1963 年人民卫生出版社铅印本。从版本数量上看，该书平均不到 6 年就翻刻 1 次。这种刊印密度，在针灸著作中独一无二，据统计，在整个中医药书籍 7661 种之中占第 12 位。此外，《本草纲目》占第 11 位，《医宗金鉴》占第 8 位。

从各版本的内容质量上看，现存各版本之间存在内容良莠不齐、以讹传讹的问题。对此，学者们对于《针灸大成》的版本做了大量的研究工作。

经过深入研究，目前学界相对比较统一的观点是：在众多的版本当中，有5个版本质量较好。这5个版本分别是：赵文炳在明万历二十九年（1601）的首刊本，李月桂的顺治丁酉本，李月桂的康熙庚申本，章廷珪的乾隆丁巳本和人民卫生出版社据1601年首刊本的影印本。中国中医科学院针灸研究所的黄龙祥研究员，重点考察、分析了明清两代的5次官刻官印本，认为真正的明万历刊印本《针灸大成》至今尚未见到，而人们见到的"明万历刻本"多由"重修本""递修本"改装而成，在未查明原刊本的情况下，应选用未经改装的清顺治李月桂"重修本"作底本。

（二）重要版本

《针灸大成》被多次翻刻，出现了众多的版本。由于在每次刊刻过程中的校勘水平及刊刻的精确度良莠不齐，加之每次刊刻所依据的版本差异，导致书中讹错之处很多，这给后世医家学习杨继洲及《针灸大成》带来困扰。有鉴于此，有关专家学者们对《针灸大成》的版本优劣进行比较研究，相关的校勘研究也卓有成效。综合相关研究进展，以下版本为较为重要的版本。

1. 明万历二十九年（1601）山西赵文炳首刊本

明万历二十九年（1601）赵文炳作序的《针灸大成》刻本（简称赵本），首刊于山西平阳府，是《针灸大成》的首刻首刊本。赵文炳，字为光，号含章，任人也，"万历间巡按"。赵文炳在明万历年间任巡按山西监察御史，因其所患的"痿痹之疾"被杨继洲三针治愈，从而体会到杨继洲医术高超，并帮助其刊刻了《针灸大成》。赵文炳还亲自为《针灸大成》作序，在序言中记载了他帮助刊刻《针灸大成》的缘起、编写特点、辑录内容等。该序言为后世讨论和考证《针灸大成》出书过程提供了重要依据。

《中国中医古籍总目》显示，目前藏有该版本的藏书机构有国家图书馆、中国科学院国家科学图书馆、山东省图书馆等，共计20处。关于赵文炳首刊本的版本问题，黄龙祥做了相关考证，在《中国针灸学术史大纲》、人民卫生出版社2006年出版的《针灸大成》的导读，以及其发表的相关学术论文中均有表述。目前不少图书馆著录的"明万历二十九年赵文炳刻本"《针灸大成》，多是经过改装的清顺治丁酉年李月桂重修本，或者顺治本的后印本，而非原刊初印本。真正的明万历刊印本，至今尚未见到。

2. 清顺治丁酉年（1657）李月桂重修本

据《四库全书·史部·地理类》中《江西通志》记载："李月桂，字含馨，关东人，以贡生授忻州，历任江西督粮道。值滇闽煽乱，大兵云集会省，百姓流离者不可胜数，月桂首倡捐资，又时出仓米赈活饥民，招集逃亡之众。""月桂独久任，呕心矗剔，卒于官。"可见，李月桂在当时也是一名官员，为督粮道，且属于兢兢业业的官员。李月桂发起对《针灸大成》的重修，其官方背景以及勤政爱民的声誉，一定程度上保障了重修版本的质量。据李月桂《重修〈针灸大成〉序》记载，在清顺治年间李月桂出任平阳府时，"大父自都来，顾以迈年跋涉长途，风湿侵寻，遂积为痰火之症，几至不起"，"多方调剂，百日始痊"。在为大父诊病的过程中，李月桂深刻体会到"医关功过，厥惟重哉"。由于其所在的山西平阳府是《针灸大成》的首刊地，李月桂能够掌握关于《针灸大成》刊刻的第一手资料，知道该书汇集了历代多部著名医籍，具有很高的临床价值，但由于该书已经"旧板残缺浸湮"，没有得到很好的传播利用。经过为其大父诊病的过程，李月桂认识到"医之为道，变通虽存乎人，而本源必资于学"，"故捐俸采葺而广梓之"。于是李月桂捐俸刻书，在赵本问世的57年之后，第一次重修刊刻了《针灸大成》（简称顺治李本），旨在"倘有志继洲者，精习而妙施焉"。

《中国中医古籍总目》资料显示，目前藏有该版本的藏书机构有中国医学科学院图书馆、山东省图书馆、山西省图书馆、黑龙江省中医研究院图书馆，共计4处。黄龙祥研究发现，有书商将重印本中的李月桂序撤掉以充明原刊本，而目前不少图书馆著录的"明万历二十九年赵文炳刻本"《针灸大成》，其断版迹象、残缺部位、补版部位乃至于墨钉，均与清顺治重修本同，应为同一版。

3. 清康熙庚申年（1680）李月桂重刻本

康熙十九年庚申（1680），李月桂任职为江西督粮道，因感"旧版漫漶，残缺不全"，"乃复取原本，细加校警"。在校勘过程中，"虽一时一画"，也未曾"少自假易"。校勘之后便重新刊刻出版，此版本为康熙李月桂重刻本（简称康熙李本）。康熙李本在卷首处载有历次与《针灸大成》成书有关的序言，依次为康熙庚申（1680）李月桂《重刊〈针灸大成〉序》、王国光《〈卫生针灸玄机秘要〉原序》、赵文炳《刻〈针灸大成〉序》、李月桂《前重修〈针灸大成〉序》。张缙教授对照祖本校正了康熙李本，查出了226处改动之处，包括改字体、改内容、改图、改字的位置、改错字等，以及加字注、加图注、加字、补字、加图等。并指出，李月桂对于明版进行了一定修补、校勘工作，不仅校了本书的讹误之处，而且加了几十处的注释，还加了图。这在"考据学"全盛的乾（隆）嘉（庆）时代之前，就尤其显得可贵，显得出色。

《中国中医古籍总目》资料显示，目前藏有该版本的藏书机构有中国科学院国家科学图书馆、中国医学科学院图书馆、故宫博物院图书馆等，共计14处。黄龙祥将此本与初刻本进行详细对校后认为，此本刊刻、校勘俱精，可谓善本，此后清代的诸多重刻本，多是直接或间接以此本为底本。

4. 清顺治、康熙年间递修本

据黄龙祥考证，明万历版《针灸大成》经李月桂于清顺治年间重修刊印后，重修版一直藏于平阳府库。康熙三十四年（1695），平阳地区遭地震，此书版藏亦遭破坏。时任按察司使管平阳府事王辅，主持重修该书。

这段经过的始末，在王辅《重修针灸大成序》中有详细记载。序中记载，重修版本中的十分之三四是新补刻的。但由于未经过严格的校对，此王辅修补重印本补刻错漏之处较多，所以此版本与旧版出入较大，并非善本。此版本于康熙三十七年（1698）刊印，书名也写作《重修校正针灸大成》，与顺治李月桂重修本相同。在5部官刻《针灸大成》中，王辅修补重印的递修本比另外4部质量略逊。

《中国中医古籍总目》资料显示，目前藏有该版本的藏书机构有中国医学科学院图书馆、北京大学图书馆、北京中医药大学图书馆，共计3处。目前这种未经改装的"递修本"也很少见。黄龙祥经考察分析，北京大学图书馆一部保存情况很好。北京中医药大学图书馆一部已有虫蛀残损，其余递修本多被书商撤掉其中的李月桂、王辅重修序，以充明原刊本。

5. 清乾隆二年丁巳（1737）章廷珪重刊本

章廷珪，会稽人，清乾隆初年曾任平阳知府，精通医理。时任平阳知府的章廷珪了解到"府库中有铜人四图，针灸一书"，当时旧版已经"多漫漶腐朽，不可收拾"，于是，同李月桂一样捐俸倡议重刊此书。书中记载，在重刊过程中，得到了当时襄陵县知县黄纳、浮山县知县陈政以及士绅刘勤、刘衷等四十余人的捐助。章廷珪重刊本（简称章本）以顺治李本为底本，由会稽章廷珪、临汾郑维纲、长洲归天镕等，一起"共相校雠，字讹者正之，义疑者阙之"。章本根据康熙李本重刻本精心校勘，其版式、行款与康熙李本相同，并改正了旧本中的明显错误，脱字少了8处，字错少了30处，清代避讳字"玄""弘"等字多缺笔。

《中国中医古籍总目》资料显示，目前藏有该版本的藏书机构有北京大学图书馆（残卷）、中国中医科学院图书馆、山东中医药大学图书馆等，共计13处。其中北京大学图书馆藏本为残卷。黄龙祥注意到，章本在序言中特别提到与《针灸大成》配套的四幅《铜人名堂图》，但未详此次重刊时图与书是否一并刊印，尚未发现有经章氏重刊的铜人图传世。张缙认为，后人仿印者多据此本。

6. 1955 年人民卫生出版社缩印本

1955 年，人民卫生出版社影印出版的《针灸大成》，书前注明"用明刊本影印"，但是与现存各种"明刊本"或"重修本""递修本"对照，均不相同。经黄龙祥调查，该影印本在出版之初，为了增加影印本的阅读效果，从实际角度出发，采用拼版的办法，将多部版本书中书品好的部分抽出，合成一书，再进行描补、修版。其中由于清顺治、康熙年间"递修本"有近 40% 的版是康熙三十七年间补刻的，没有断版迹象，书品较好，而被大量采用。由于"递修本"是补版，其中有不少错字及缺字。拼版之后再经过数倍缩小影印，造成原书上各种补版、描改、增补字，均变得不易辨认，导致人们一直没有发现该影印本中的破绽。并在此后整理《针灸大成》过程中，此版本常被用作底本，沿袭了"递修本"中的错误。

综上所述，明清时期的明万历赵文炳本、清顺治李月桂重修本、清顺治康熙年间递修本、清康熙李月桂重刻本、清乾隆章廷珪重修本，这 5 个版本均是官刻、官印本。其中，赵文炳为巡按山西监察御史；李月桂、章廷珪为平阳知府；王辅为按察司管山西平阳府事，这使得他们在刊刻《针灸大成》的时候，无论是从人力还是物力上，均比普通人更具有一定的实力和影响力。而官刻官印本学术水平一般均较高，且刊书质量较好，印数较多，在社会上流传较广。相对来讲，王辅的递修本相比另外 4 部官刻官印本略逊。此外，《针灸大成》首刊于山西平阳，而平阳是当时全国著名的出版中心之一，并盛产白麻纸。这些有利的出版条件，对于《针灸大成》的问世产生了重要作用。

黄龙祥认为，《针灸大成》价值较高的是前 5 次的官刻官印本，由于《针灸大成》自首次刊行后至清末，先后重刊、重印近 30 次。经多次的传抄翻刻，会出现一些错讹脱漏。因此，他在整理《针灸大成》时选用了书品较好，且未经后人描改的清顺治李月桂重修本为底本。

杨继洲

学术思想

　　杨继洲是明代针灸大家，历任三朝御医，著有《针灸大成》一书。杨继洲的学术思想，随着《针灸大成》的问世，在医学界传播开来。至今其学术思想和临证经验，仍然是针灸学术界学习和研究的重要内容。

一、学术渊源

　　纵观《针灸大成》，特别是王国光的《卫生针灸玄机秘要》叙和赵文炳的刻《针灸大成》序，能够对于杨继洲的学术渊源有所了解。

　　杨继洲学术首先源于其家传，这与杨继洲的祖父、父亲都行医密切相关。杨继洲出身于医学世家，祖父曾经是太医院御医，有家传的医学秘籍，还珍藏了不少医学典籍、手抄验方、秘方等。这在王国光的《卫生针灸玄机秘要》叙中得以证明，杨继洲的祖父"授有真秘"，家中"多蓄贮古医家抄籍"，尝"纂修集验医方进呈，上命镌行天下"。杨继洲之父也以医为业。由于祖父和父亲长期为医，加之家中医学书籍汗牛充栋，使得杨继洲自幼就在这种浓厚的医学氛围中成长。如《针灸大成·卷三·策》中的《针有深浅策》，论及"吾尝考之《图经》，受之父师"。又如《卫生针灸玄机秘要》叙中记载"杨子取而读之，积有岁年，寒暑不辍"。说明杨继洲自幼受到家传医学经验的熏陶，阅读了大量家藏的典籍，使其对医学产生了浓厚的兴趣和特殊的感情。

　　其次，杨继洲学术渊源与《内经》《难经》关系极为密切。赵文炳刻《针灸大成》序记载："更考《素问》《难经》以为宗主，针法纲目备载之矣。"表明杨继洲是以《内经》《难经》这类经典的医学著作为宗主的。《针灸大成》所辑录的内容也包括大量《内经》《难经》的内容，比较集中体现在《针灸大成》卷一的辑录上。在《针灸大成》的杨氏注解中，也常用经典理论加以说明。杨继洲独创的下手八法更是体现了《难经·七十八难》"知为针者信其左"的学术思想。关于杨继洲具体宗于经典的体现，参见本书学术思想相关章节，此不赘述。

第三，杨继洲的学术思想与明代及明以前的各家医学理论密切相关。在杨继洲科举失意后，开始潜心攻读医书，钻研医术，最终"倬然有悟"，而且还产生了总结家学和治疗经验并编撰成书的想法。如前所述，杨继洲在编写《卫生针灸玄机秘要》过程中，就已经参考了各家的医学理论。《卫生针灸玄机秘要》一书，也是杨继洲作为编著《针灸大成》的重要素材之一，是《针灸大成》的重要组成部分。在《针灸大成》的编写过程中，还补辑了大量的各家医学理论，如集用了《子午经》《铜人针灸图》《明堂针灸图》等文献20余种之多，有的杨继洲还做了一定的注解，如《标幽赋》《金针赋》等均有杨继洲的注解。杨继洲博览群书，采各家之长，各家医学理论对其学术思想产生了一定影响，例如，杨继洲的十二字分次第手法，就与窦氏十四法中的有关内容大致相同。

综上，杨继洲的学术思想，主要受到长年的家传医学熏陶以及医学经典的影响，各家医学理论也对杨继洲学术思想的形成起到了重要作用。

二、学术特色

由于杨继洲多年在家乡之外行医，因而其生平事迹在衢州当地鲜为人知，以至于在县志当中鲜有记载。因此，分析杨继洲的学术特色，需要从研读杨继洲的学术代表作《针灸大成》入手。《针灸大成》的内容，不仅能够反映杨继洲个人对于医学理论的体会及其临证经验，同时，该书也集成了明代之前多种医学著作的内容，特别是针灸著作的精华。其在内容的择取和编纂上，是经过深思熟虑的。该书所论内容，能够从一个侧面反映出杨继洲对多种医籍、医学理论、观点、经验等所持的态度和学术认同情况。其学术思想，在医学理论及临床方面均有体现。

（一）崇尚经典，不拘于古

综观《针灸大成》全书的内容，可知杨继洲是在总结其自身的理论见解、临床经验的同时，汇总了上自《内经》《难经》，下至明代以前多位医家的医学理论精华；其中尤其推崇《内经》和《难经》的医学理论。无论是在《针灸大成》一书的编纂上，还是在医理阐发、医案记载方面，均体现出他切实遵循《内经》和《难经》的医学理论，并在博览群书的基础上，有自己独到的见解。

杨继洲推崇《内经》《难经》，并深得其中奥旨。如《针灸大成·卷三·策》《诸家得失策》曰："溯而言之，则惟《素》《难》为最要，盖《素》《难》者，医家之鼻祖，济生之心法，垂之万世而无弊者也。"杨继洲还指出，医者当"由《素》《难》以溯其源，又由诸家以穷其流，探脉络，索荣卫，诊表里"。可见其主张以《内经》《难经》为理论依据，同时参考各家学说，来探讨医学理论的源流，探索经络、荣卫的奥秘，诊察表里的变化，进而进行诊疗，阐发针灸的理论基础。在《针灸大成》一书的内容顺序上，首卷《针灸直指》就摘录了《内经》《难经》的有关原文，并予以精心的注释，足见其对经典的重视。而在《针灸大成》全篇多处引用《素问》《灵枢》原文，或用原文进行阐释，可见，杨继洲的学术思想，是以《内经》和《难经》为基础的。

杨继洲以《内经》《难经》为本，同时博览历代各家著作，注重从众多医学典籍中探究源流，梳理脉络。如《针灸大成·卷三·策》的《诸家得失策》中，其以《孟子·卷七·离娄上》中的离娄、师旷为例，指出"离娄之明、公输子之巧，不以规矩，不能成方圆；师旷之聪，不以六律，不能正五音"。主张工欲善其事，必先利其器，要想深谙中医理论之精髓，必须"辨章学术，考镜源流"。如其所云："有《素问》《难经》焉，有《灵枢》《铜人图》焉，有《千金方》、有《外台秘要》焉，有《金兰循经》、有《针灸杂集》焉。然《灵枢》之图，或议其太繁而杂；于《金兰循经》，或嫌其太简而略；于《千金方》，或诋其不尽伤寒之数；于《外台秘要》，或议其为医之蔽；于《针灸杂集》，或论其未尽针灸之妙"。由此可见，杨继洲不仅博览群书，而且对各家之书加以比较，对各自特色持有独到的见解。

在临床诊疗实践中，杨继洲遵循《内经》《难经》理论，能够将经典理论灵活地用于指导临床诊治。据杨继洲医案记载，杨继洲给武选王会泉公亚夫人治疗难治之证，症见半月不饮食，目闭不开，六脉似有如无。其曰："窃又稽之《内经》治法，但以五行相胜之理，互相为治。"其在本案结尾处又有："凡此之症，《内经》自有治法，业医者废而不行，何哉？"杨继洲在此对当时医学界忽视经典，特别是忽视《内经》的做法提出质疑。他还告诫当时的医家，要谨记《内经》《难经》作为经典的重要指导作用。又如，《针灸大成·卷四·经络迎随设为问答》中，在"诸家刺齐异同"一问中，论及针刺的深浅问题。杨继洲引用《灵枢》，还有丁德用的《难经补注》、孙思邈的《备急千金要方》等书的相关论述，阐述了关于针刺不同深浅部位的作用。其中，《难经集注·卷五》曰："皮肤之上，为心肺之部，阳气所行；肌肉之下，为肝肾之部，阴气所行。"《备急千金要方·卷二十九·针灸上》的《用针略例第五》记载："针入一分，知天地之气。针入二分，知呼吸出入，上下水火之气。针入三分，知四时五行、五脏六腑、逆顺之气。"杨继洲通过引述前人的论点，阐述了浅刺祛阳邪，深刺祛阴邪，更深刺以下谷气的针刺深浅作用。最后，他认为，"博约不同，其理无异"，均不违背《灵枢》本义，"皆不必废"。由此可以看出，杨继洲博览群书，特别是深得《内经》《难经》奥义，能从诸家理论中透过现象看本质，从众多复杂的医理中总结出规律，且能从《内经》《难经》中找到理论渊源。

杨继洲崇尚经典，但并不拘泥于经典。其大量阅读历代论著，结合自己的临床和家传经验，常根据经典发表自己的见解，具有独立的思维。如在《金针赋》当中，记载"男子之气，早在上而晚在下"，"女子之气，早在下而晚在上"，"男女上下，凭腰分之"。杨继洲在注解时，引述了《内经》中关于荣卫运行规律的理论，对《金针赋》中的相关理论予以质疑，认为"卫气之行，但分昼夜，未闻分上下，男女脏腑经络，气血往来，未尝不同也"。其针对当时医学界崇尚《金针赋》，完全照搬吸纳的现状，通过在《针灸大成》中给予辑录和注解，表达了自己不同的观点，提出："今分早晚何所据依？"这对于其他医家而言，也是有益的参考和借鉴，且能够提示大家共同思考。

（二）医易融汇，贯通诊疗

中医学作为中国传统文化的一部分，是在中国传统文化的母体中孕育发展起来的；中国传统文化的许多特点，也深深地融合在中医学之中。其中，中国传统医学与易经哲学之间就有着密不可分的联系。《周易》是我国哲学、自然科学与社会科学相结合的巨著。自古以来，《周易》不仅被哲学家、史学家所重视，而且同样被医家所青睐。如孙思邈《备急千金要方·卷一·序例·大医习业第一》曰："凡欲为大医，必须谙《素问》《甲乙》《黄帝针经》《明堂流注》、十二经脉、三部九候、五脏六腑、表里孔穴、《本草》《药对》，张仲景、王叔和、阮河南、范东阳、张苗、靳邵等诸部经方。又须妙解阴阳禄命、诸家相法，及灼龟五兆、《周易》六壬，并须精熟。"只有如此"乃得为大医"，否则就"如无目夜游，动致颠殒"。"次须熟读此方，寻思妙理，留意钻研，始可与言于医道者矣。"可见，中国古代的学医者，除了必须精通医论医理、药物、针灸、脏腑经络等之外，还需要掌握阴阳、命理、卦理、禄命、易理等，才能称得上是大医。而这些术数之学，莫不是脱胎于《易经》，因此有"不知易，不足以言太医"之说。

《周易》的许多哲理、易理，都渗入中医学当中。如阴阳五行学说、藏象学说、气化学说等，皆导源于《周易》。《针灸大成》中，就多次提到医学和易经是融会贯通的，易理同样适用于医理。阴阳学说是中医学的基础理论之一，而《易经》又是阐述阴阳的最完备的经典。在《针灸大成·卷三·策》的《诸家得失策》中，杨继洲论述道："天地之道，阴阳而已矣。夫人之身，亦阴阳而已矣。阴阳者造化之枢纽，人类之根柢也。"认为阴阳是主宰自然规律的关键，是人们生存的根本。这与《素问·阴阳应象大论》"阴阳者，天地之道也，万物之纲纪，变化之父母，生杀之本始，神明之府"的论述是一致的。杨继洲在《诸家得失策》中还论述道："是一元之气，流行于天地之间，一阖一辟，往来不穷，行而为阴阳，布而为五行，流而为四时，而万物由之以化生。"此言一元之气流行于天地之间，一开一阖，往来不休，运行时就是阴阳，布散而为五行，流溢则为四时，而万物由此而化生。他还指出："吾人同得天地之理以为理，同得天地之气以为气，则其元气流行于一身之间，无异于一元之气流行于天地之间也。"这里把天地之道和人身之道相比较，认为两者是同一个道理。其将天地之气比作人身之气，认为元气运行于人身之中，跟一元之气运行于天地之间是一样的。《针灸大成·卷三·策》的《针有深浅策》又曰："盖尝求夫人物之所以生也，本之于太极，分之为二气。其静而阴也，而复有阳以藏于其中；其动而阳也，而复有阴以根于其内。惟阴而根乎阳也，则往来不穷，而化生有体；惟阳而根乎阴也，则显藏有本，而化生有用。"杨继洲曾探求人与万物生发的本源，指出生命之初为太极，太极又可分为阴阳二气。其中，静者属于阴，而阴中又有阳；动者属于阳，而阳中又有阴。阐释了阴阳为万物生发的本源，阴阳当中复有阴阳的道理。《针灸大成·卷三·策》的《头不多灸策》曰："尝观吾人一身之气，周流于百骸之间，而统之则有其宗，犹化工一元之气，磅礴于乾坤之内，而会之则有其要。"杨继洲认为，循环于人体四肢百骸之间的人体之气，一定有其统领的宗主，就像一元之气在宇宙的天地之间，必然有它通会的关键点。故张介宾《类经图翼·类经附翼·医易义》曰："乃知天地之道，以阴阳二气而造化万物；人生之理，以阴阳二气而长养百骸。易者，易也，具阴阳动静之妙；医者，意也，合阴阳消长之机。虽阴阳已备于《内经》，而变化莫大乎《周易》。故曰天人一理者，一此阴阳也；医易同原者，同此变化也。岂非医易相通，理无二致，可以医而不知易乎？"

医学与易学融会贯通的思想，指导着杨继洲的临床实践。在《针灸大成·卷九·杨氏医案》中，亦有医易相通的体现。如在回答吏部观政李邃麓公所问"人之生痞，与疝癖、积聚、癥瘕是如何"时，杨继洲答曰："痞者否也，如《易》所谓天地不交之否，内柔外刚，万物不通之义也。"说明在分析医理的时候，杨继洲也经常联系《易经》的相关论断，这在当时的文化氛围中，能够起到触类旁通的作用。其在注解《针灸大成·卷二》的《标幽赋》中，亦有受到易学影响的明显痕迹。如其言"八邪者，所以候八风虚邪"，并用八卦以应八风。其曰："故太乙移宫之日，主八风之邪，令人寒热疼痛，若能开四关者，两手两足，刺之而已。立春一日起艮，名曰天留宫，风从东北来为顺令；春分一日起震，名曰仓门宫，风从正东来为顺令；立夏一日起巽，名曰阴洛宫，风从东南来为顺令；夏至一日起离，名曰上天宫，风从正南来为顺令；立秋一日起坤，名曰玄委宫，风从西南来为顺令；秋分一日起兑，名曰仓果宫，风从正西来为顺令；立冬一日起乾，名曰新洛宫，风从西北来为顺令；冬至一日起坎，名曰叶蛰宫，风从正北来为顺令。"又言"中宫名曰招摇宫，共九宫焉"。如果能得其正令，"其风着人爽神气，去沉疴"，则人不病。否则，时气留伏，遇外感内伤就会发病。可见在当时，包括杨继洲本人，都受到《易经》的极大影响，这种影响也深深地渗透到针灸治疗当中。

此外，杨继洲还将医易相通，天人合一的思想，拓展到更高的层面，即人心与天地之心、人之气与天地之气相通的层面。如《针灸大成·卷三·策》的《诸家得失策》论述道："先儒曰：吾之心正，则天地之心亦正，吾之气顺，则天地之气亦顺。此固赞化育之极功也，而愚于医之灸刺也亦云。"此言医生的心正则天地之心就正，医生的气顺则天地之气就顺，医学中刺法灸法的运用也是一样的道理。在《针灸大成·卷三·策》的《头不多灸策》曰："静养以虚此心，观变以运此心，旁求博采以扩此心，使吾心与造化相通，而于病之隐显，昭然无遁情焉"。杨继洲认为，善于使用灸法的医生，必须做到平心静气，能够保持精神的专一，要观察不同的病情变化，并随机应变地灵活运用灸法。同时，要通过不断地取众家之长来开阔视野，充实完善自己，使医生的主观世界与外界世界保持一致，达到天人合一。如此，则无论病情是隐晦的还是显露的，都能够明确地诊断出来。杨继洲具有上述天人合一思想，故能够做到在诊疗过程中平心静气，保持敏锐的洞察力，有利于疾病的诊治，值得临床医生学习。

（三）经络为纲，分经辨治

针灸是中医学独特的发明，经络理论是中医基础理论的重要组成部分，是针灸的理论基础。中医理论认为，经络是运行气血、联系脏腑和体表及全身各部的通道，是人体功能的调控系统，也是针灸信息的传递系统。《灵枢·经别》有"夫十二经脉者，人之所以生，病之所以成，人之所以治，病之所以起"之说，说明经络关系到人体的生理功能、病理变化以及疾病的发生和治疗。

1. 通晓经络方为良医

杨继洲十分重视经络理论。从《针灸大成》的内容来看，书中收录了多处关于经络的内容，如其中卷六、卷七集中收录了经络循行图、经穴等。《针灸大成》中，多处阐释了经络的重要性。如《针灸大成·卷三·策》的《头不多灸策》曰："人之一身，内而五脏六腑，外而四体百形，表里相应，脉络相通，其所以生息不穷，而肖形于天地者，宁无所网维统纪于其间耶！"杨继洲认为，经络是"所网维统纪于其间"者，是人体阴阳气血运行的通道。还指出，"其他病以人殊，治以疾异，所以得之心而应之手者，罔不昭然有经络在焉。而得之则为良医，失之则为粗工，凡以辨诸此也"。认为疾病在不同人身上，治疗时要注意因人制宜，之所以能得心应手地取得疗效，全有赖于经络。对于经络是否精通，是辨别良医与粗工的依据，并以此作为衡量医术高低的标准。强调"按经治疾之余，尚何疾之有不愈"，指出如果能够按照经络循行治疗疾病，则疾病大多能痊愈。在《针灸大成·卷二·标幽赋》的注解中提到"春夏瘦而刺浅，秋冬肥而刺深"时，在具体配穴上，"春刺十二井，夏刺十二荥，季夏刺十二输，秋刺十二经，冬刺十二合"，以经穴为主；并认为"不穷经络阴阳，多逢刺禁"，"阴阳表里，内外雌雄，相输应也，是以应天之阴阳"。又曰："学者苟不明此经络、阴阳、升降、左右不同之理，如病在阳明，反攻厥阴，病在太阳，反攻太阴，遂致贼邪未除，本气受敝，则有劳无功，反犯禁刺。"强调学医之人要熟悉经络、阴阳、升降，否则在临床当中就容易犯针刺禁忌。杨继洲在《针灸大成》中，多处提示应当重视经络，无论是审查疾病，还是具体治疗，都应当以经络为纲。

2. 分经辨证、取穴、补泻

《针灸大成》中，多处体现出以经络为纲，分经辨证、取穴、补泻。

（1）分经辨证

临床辨证中，经络辨证是基本方法之一。经络辨证的方法包括两个方面：一方面是运用经络病候分类的方法，首先掌握每一条经脉及其互为表里的经脉的病候表现，通过临床病候的经络学分类进行针灸治疗。如杨继洲在《标幽赋》注解中有"欲知脏腑之虚实，必先诊其脉之盛衰，既知脉之盛衰，又必辨其经脉之上下"。此言欲治疗疾病，先要进行辨证，辨脏腑虚实、辨经络上下。如果能做到"能识本经之病，又要认交经正经之理，则针之功必速矣"。亦即，既要能辨识本经经脉的病变，又要认清交经、正经方面的理论，才能迅速起效。所以，临诊先不要考虑病变所在穴位，而应辨识清楚病变所在经络；宁可不拘于某日某时某穴开合的时间，也不能忽视患者经络之气的盛衰。这说明杨继洲非常重视辨识经络的重要性，此与《灵枢·官能》"察其所痛，左右上下，知其寒温，何经所在"的理论是一致的。

杨继洲分经辨证时，根据经络循行，分析病证的病因病机，并给出相应治疗方案，这在《针灸大成·卷五·十二经井穴图》中体现尤为突出。此篇详细地描述了十二经脉的主治病证及其病因病机。如：手太阴肺经病证，临床表现为膨胀、喘咳、缺盆痛、心烦、掌热、肩背疼、咽痛喉肿。手太阴肺经病证的相关机理，是由于肺经"脉循上膈肺中，横过腋关，穿过尺泽入少商。故邪客于手太阴之络而生是病"，治疗上取穴少商（手太阴井穴）。足阳明胃经病证，临床表现为腹心闷、恶人火、闻响心惕、鼻衄、唇㖞、疟狂、足痛、气蛊、疮疥、齿寒。足阳明胃经病证的相关机理，是由于足阳明经"脉起于鼻交频中，下循鼻外，入上齿中，还出夹口环唇，下交承浆。却循颐后下廉出大迎，循颊车上耳前。故邪客于足阳明之络而有是病"，治疗上取穴厉兑（足阳明井穴）。在《针灸大成·卷七·督任要穴图》中，杨继洲也记载了任脉与督脉循行和经络辨证的关系。如督脉病证，临床表现为脊膂强痛、癫痫、背心热、狂走、鬼邪、目痛、大椎骨酸疼；其机理是"督脉起于下极，并脊上行风府，起于尾闾，而生是病"；治疗上取穴督脉人中。任脉病证，临床表现为七疝八瘕、寒温不调、口舌生疮、头项强痛；其机理是"任脉起于中极下，上毛循腹到关元，直至咽喉天突，过承浆而生是病"；治疗上取穴任脉承浆。从十二经脉和任、督二脉的证治可以看出，杨继洲在临床诊疗过程中十分重视经络辨证。通过经络循行，辨别经络所过之处的病证，并利用经络循行分析病因病机，循经取穴，给予或针或灸或针灸并用，这是杨继洲治疗的特点。在临床治疗方面，杨继洲医案中，对于根据经络辨证治疗的案例也有记载。如治疗御史桑南皋公夫人案、治疗文选李渐庵公祖夫人案，均是分经辨证的验案。

（2）循经取穴

经穴是经络之气和脏腑之气渗透、输注、反映于体表的部位。历来针灸的取穴原则是以经络在体表的循行路径为依据，即"经络所过，主治所及"的循经取穴原则。杨继洲十分重视循经取穴，认为针灸临床选穴，要以经络为准绳。如果能够掌握循经取穴的要领，则取穴虽少但疗效很好；反之，虽取穴繁多，也无济于事。如《针灸大成·卷三·策》的《头不多灸策》曰："人身之气有阴阳，而阴阳之运有经络，循其经而按之，则气有连属，而穴无不正，疾无不除。"此言人身之气可分为阴和阳，阴阳之气的运行有赖于经络；如果循经而按之，则经气是连属不断的；遵循此理取穴，则穴无不准；根据此理治病，则病无不除。杨继洲在《针灸大成·卷二·通玄指要赋》注解中论述道："凡人之一身，总计四百四病，不能一一具载，然变症虽多，但依经用法，件件皆除也。"说明如果能循经取穴，则治疗效果显著。另外，杨继洲亦重视调整经络气血的主导作用，强调应该循经取穴。如在《头不多灸策》中，论及"灸穴须按经取穴，其气易连而其病易除"。临床针灸取穴过程中，必须先根据病变经络表现出来的病候进行综合分析，再确定调节病变经络的经气及选穴处方。如《针灸大成·卷五·十二经井穴图》论及手阳明井穴主治时，指出："人病气满，胸中紧痛，烦热，喘而不已息。斯乃以其脉自肩端入缺盆，络肺；其支别者从缺盆中直上颈。故邪客于手阳明之络而有是病。可刺手阳明大肠井穴，商阳也。"这为进一步理解腧穴的主治功能，提供了经络方面的依据，同时也为经络理论与临床实践相结合奠定了基础。总之，经络与经穴关系密切，循经取穴直接关系到治疗效果。故杨继洲在《针灸大成·卷二·标幽赋》注解中，做了精辟的总结——"宁失其穴，勿失其经"。这一总结性论断，作为重要的针灸临床操作规范而沿用至今。

（3）分经补泻

在研究针刺补泻手法上，杨继洲很重视经络学说的运用。《针灸大成》中多见将经络和补泻联系在一起的论述，结合了荣卫内外、经络上下、经络气血等。如《针灸大成·卷四·经络迎随设为问答》之"问迎随之理何如"中，杨继洲在论述迎随补泻施术要领时指出："第一要知荣卫之流行；所谓诸阳之经，行于脉外；诸阳之络，行于脉内；诸阴之经，行于脉内；诸阴之络，行于脉外，各有浅深。"指出医生在实施迎随补泻的时候，用针时应注意辨别荣卫与经络内外之不同，知道荣卫运行的规律，进而施以迎随之法。"第二要知经脉之往来"，了解足三阴三阳经、手三阴三阳经的走行规律，即"手三阳经，从手上头；手三阴经，从胸至手；足三阳经，从头下足；足三阴经，从足入腹"，而后针对不同经脉行迎随补泻，即逆其经脉流注方向进针为迎，顺其经脉流注方向进针则为随。在同章节的"问能知迎随之气，可令调之"一问中，杨继洲进一步指出："当知荣卫内外之出入，经脉上下之往来，乃可行之。"此言治疗的时候，医生应该能够判断经络的顺逆，并根据具体情况应用迎随补泻的手法。具体操作时，"泻者先深而后浅，从内引持而出之；补者先浅而后深，从外推内而入之"。而针对经脉上下之往来，杨继洲强调，"手三阳泻者，针芒望外，逆而迎之；补者针芒望内，顺而追之，余皆仿此"。此言手三阳经应用泻法的时候，要逆经脉而刺，针尖向外；补法要顺经脉而刺，针尖向内。这为医生临床应用迎随补泻法提供了指导。

在"问自取其经"一问中，杨继洲描述了正经自病在本经上行针的方法，即"刺虚刺实，当用迎随，补其母而泻其子；若不虚不实者，则当以经取，谓其正经自得病，不中他邪，故自取其经也"。针刺补泻可以分为多种，根据病情的虚实，常常采用虚则补其母，实则泻其子的方法进行迎随补泻。如果病证不虚不实，就是所谓的正经自病的时候，行针可以在本经上取穴。具体方法是，待"气来至如动脉状"时徐徐进针，得气"如鲔鱼食钩"状时是病气至，这时就可以根据本经气血多少进行补泻，"气尽出针；如未尽，留针在门，然后出针"。人体十二经有气血多少之分，多则易愈，少则难痊。关于十二经气血多少，《医宗金鉴·卷六十一·外科心法要诀》中的十二经气血多少歌歌诀记载："多气多血惟阳明，少气太阳厥阴经，二少太阴常少血，血亏行气补其荣，气少破血宜补气，气血两充功易成，厥阴少阳多相火，若发痈疽最难平。"如手阳明大肠、足阳明胃，此二经常多气多血；手太阳小肠、足太阳膀胱、手厥阴包络、足厥阴肝，此四经常多血少气；手少阳三焦、足少阳胆、手少阴心、足少阴肾、手太阴肺、足太阴脾，此六经常多气少血。

结合临床经验，杨继洲在《针灸大成·卷五·十二经井穴图》中，针对不同经脉给出了相应的补泻手法，这是自取其经的体现，如厥阴肝经证治，临床表现为卒疝暴痛，及腹绕脐上下急痛。病因病机是"肝络去内踝上五寸，别走少阳；其支别者，循胫上睪，结于茎。故邪客于足厥阴之络"。治疗上取穴大敦（足厥阴井穴），具体操作："行六阴数，左取右，素有此病再发，刺之三日已"，同时配合"灸五壮止"。

（四）专注刺法，综合施术

选穴及针刺手法，是提高针刺效果的两大主要手段。针刺手法补泻，历来是针刺治疗的重要组成部分。为了提高疗效，杨继洲长于采取综合针刺手法。《备急千金要方·卷二十九·针灸上》的《用针略例第五》提出"凡用针之法，以补泻为先"。手法补泻是杨继洲临证经验的重要特色，运用手法进行补泻以达到治疗目的，在《针灸大成》中有充分体现。《针灸大成》有大量关于针刺补泻的内容，如卷四比较集中地辑录了《内经》《难经》《神应经》、南丰李氏、四明高氏等的补泻之法；卷五有十二经是动所生病补泻迎随之法等。杨继洲在《针灸大成·卷四·三衢杨氏补泻》中，详细地介绍了其独创的补泻针法，包括杨继洲十二字分次第手法、下手八法，总结归纳了二十四种复式手法。在《针灸大成·卷四·经络迎随设为问答》中，也有大量关于补泻针法的内容。除了应用补泻手法外，应用催气候气针刺手法使"气至病所"，是进行补泻的前提。这些催气候气的方法，在《针灸大成·卷四·三衢杨氏补泻》中有所介绍。

1. 创立"十二字分次第手法"的行针方法

从具体针法上看，杨继洲受到窦汉卿下针十四法影响较大。窦汉卿在《针经指南》中，将针刺的基本手法归纳为下针十四法，即动、摇、进、退、搓、盘、弹、捻、循、扪、摄、按、爪、切等。《金针赋》对此做了总结归纳，并把它编成赋文连贯起来，包括"爪而切之，下针之法；摇而退之，出针之法；动而进之，催针之法；循而摄之，行气之法。搓则去病，弹则补虚，肚腹盘旋，扪为穴闭。重沉豆许曰按，轻浮豆许曰提。一十四法，针要所备"。杨继洲根据自己的经验，结合《内经》《难经》有关内容，在窦汉卿《针经指南》十四法的基础上，将针刺的步骤归结为"十二字分次第手法"，记录在《针灸大成·卷四·三衢杨氏补泻》中，即爪切、指持、口温、进针、指循、爪摄、针退、指搓、指捻、指留、针摇及指拔。

杨继洲将十二字分次第手法编成歌诀，简要说明其操作要点与作用："针法玄机口诀多，手法虽多亦不过，切穴持针温口内，进针循摄退针搓，指捻泻气针留豆，摇令穴大拔如梭，医师穴法叮咛说，记此便为十二歌。"兹就原书本节"十二字分次第手法"简要介绍如下：

爪切，"凡下针，用左手大指爪甲重切其针之穴，令气血宣散，然后下针，不伤于荣卫也"。是指操作时用左手大指的爪甲，重切想要针刺的穴位。此法能够使气血宣散，下针之后不伤及荣卫。爪切，代表的是押手。古人十分重视押手的作用。《难经·七十八难》曰："知为针者，信其左，不知为针者，信其右。"在《针灸大成·卷四·经络迎随设为问答》的"问针头补泻如何"中，杨继洲记载了在行针过程中如何运用左手的经验。说明针头补泻是每个医生都应该掌握的方法，是补泻过程中的常法。这种方法"非呼吸而在手指"，操作的时候"必先以左手压按其所针荣输之处，弹而努之，爪而下之"；得气后，"顺针而刺之，得气推而纳之，是谓补；动而伸之，是谓泻"。杨继洲在文末，用"知为针者信其左"，进一步强调了左手（押手）的重要性。另外，针刺治疗重在调气、治神，杨继洲又十分重视守神、治神，通过押手切穴能够使医生和病人都专心致志，把精神集中于针刺。《针灸大成·卷四·三衢杨氏补泻》中，要求"病人神气定，息数均，医者亦如是"，达到这种守神的状态时方能入针，爪切恰好有助于医生和患者各守神气。爪切在临床上是十分常用的手法，目前，其业界公认的作用主要有：①固定施术部位。为防止在临床操作过程中因单手进针导致的进针部位的偏差，先应用爪切的方法固定针刺部位然后再进针，保证了针刺部位的准确性。②减低疼痛感。押手重掐施术部位，能够减少针刺时候的表皮疼痛。甚至在爪切重掐的时候，可以使痛觉在针刺的瞬间暂时消失。③防止针刺部位出血。通过爪切能够使针刺部位的细小脉络血流暂时中断，避免进针时候出血。

指持，"凡下针，以右手持针，于穴上着力旋插，直至腠理，吸气三口，提于天部，依前口气，徐徐而用。正谓持针者手如握虎，势若擒龙，心无他慕，若待贵人之说也"。指持，持而贯之之意。是指操作时右手持针在穴位上，用力旋插直到腠理，吸气三口，提针于天部，利用前面的气慢慢操作。杨继洲认为，持针应当"手如握虎，势若擒龙"。同时，杨继洲还要求医生操作时持针要"心无他慕"，这也看出来他十分重视医生在操作时候的心境，即本书后边章节提到的守神的问题。杨继洲指持之法在进针时候要求刺手牢握针柄，才能力贯针尖。此与《灵枢·九针十二原》所言"持针之道，坚者为宝，正指直刺，无针左右"是一致的。

口温，"凡下针，入口中必须温热，方可与刺，使血气调和，冷热不相争斗也"。是指当医生下针之前要放在口中温针。这种操作方法，通过口腔温度提高针体的温度，使针体进入人体后与气血冷热相调和，这种方法有利于保持营卫气机的调顺。此如《灵枢·刺节真邪》所云："善用针者，亦不能取四厥。血脉凝结，坚搏不往来者，亦未可即柔。故行水者，必待天温冰释，冻解，而后水可行，地可穿也。人脉犹是也。"口内温针，使针的温度与人体温度相差无几，这是讲求中医医术的"无伤阴阳"。目前，此法在临床已不再应用，但杨继洲在口温的歌诀中强调"勿令冷热相争搏"，说明针体和人体的温度保持接近对于提高针刺疗效是有参考意义的。如能将温针的原理加以考虑，研制出新的既能保障无菌，又能温针的仪器，对于温针刺法作用的发挥以及疗效的提升，能够起到重要作用。

进针，"凡下针，要病人神气定，息数匀，医者亦如之，切不可太忙"。进针的第一步是医生和患者均须安神定志，做好进针的准备。"又须审穴在何部分，如在阳部，必取筋骨之间陷下为真；如在阴分，郄腘之内，动脉相应，以爪重切经络，少待方可下手。"第二步，要确定进针部位，并区分穴位所在阴阳部位的不同，采取不同的进针方法。要求医生仔细观察穴位在阳部还是在阴部，先用爪重切穴位，准备进针。要求医生和患者均应定气息，在爪切之后稍微停顿一会儿再进针。下针的时候，要审察穴位具体在什么部位，结合穴位的具体部位进针。如果在阳部，由于阳经的穴位多在筋骨之间，皮肉较薄的，必取筋骨之间陷下的部位；如果在阴部，多在动脉的旁边，进针的时候以爪重切经络，爪切之后略停顿一会儿方可进针。这里着重指出了阳经取陷、阴经取脉的取穴进针方法。正如杨继洲在进针的歌诀中所说，"进针理法"在于刺中其"关机"。

指循，"凡下针，若气不至，用指于所属部分经络之路，上下左右循之，使气血往来，上下均匀，针下自然气至沉紧，得气即泻之故也"。是指操作时用手指沿着穴位所在的经络上下左右按摩，能够使经络气血运行，气血往来有利于得气，待"针下自然气至沉紧"，"得气即泻"。目前指循是一种临床常用的催气方法，常用于气虚不足的病证。

爪摄，"凡下针，如针下邪气滞涩不行者，随经络上下，用大指爪甲切之，其气自通行也"。是指操作时用大拇指的指甲，沿着穴位所在经络重用力切按之，这样能够促进开通由于邪气较盛而导致的涩滞之气。目前临床常用爪摄的方法，治疗进针后针下紧涩的邪实有余的病证，大指指甲用重力切按穴位所在经络上下，促使邪气宣泄，经络畅通。

针退，"凡退针，必在六阴之数，分明三部之用，斟酌不可不诚心着意，混乱差讹，以泻为补，以补为泻，欲退之际，一部一部以针缓缓而退也"。是指退针时要分为地、人、天三部慢慢退出。要求退针应缓，要小心谨慎。强调退针的时候行"六阴之数"。《难经·七十八难》曰："动而伸之，是谓泻。"针退的方法，是对"动而伸之"之法的阐发。杨继洲强调退针的时候宜分三部，从地部开始，天部结束，要一部一部缓缓而退，在每一部行六阴之法来泻邪。如此退针，则如原书此处歌诀所说"须臾疾病愈如飞"。目前，这种方法常用于泻邪实。

　　指搓，"凡转针如搓线之状，勿转太紧，随其气而用之。若转太紧，令人肉缠针，则有大痛之患。若气滞涩，即以第六摄法切之，方可施也"。指搓，搓而转之之意。这是一种泄气的转针方法。操作时转针如搓线之状，不要转太紧，随其气而用之。如果遇到气滞，则"以第六摄法切之"，令气通再实施搓法。这种方法在使用的时候，要注意不要转太紧，否则会导致肌肉缠缚针身造成疼痛。《素问·阴阳应象大论》曰："左右者，阴阳之道路也。"阳左而升，阴右而降，针刺补泻行气之法，亦符合左右升降之机。《针灸大成·卷四·经络迎随设为问答》中"问迎随之法"，论及"补针左转，大指努出；泻针右转，大指收入"，"补，随其经脉，推而按纳之"，"泻，迎其经脉，提而动伸之"。指搓在进退中寓有上下，故杨继洲认为，指搓为"左右补泻之大法也"。临床上，这种方法常用于泻经络之气。

　　指捻，"凡下针之际，治上大指向外捻，治下大指向内捻。外捻者，令气向上而治病；内捻者，令气至下而治病。如出至人部，内捻者为之补，转针头向病所，令取真气以至病所。如出至人部，外捻者为之泻，转针头向病所，令夹邪气退至针下出也"。指捻，捻而行之之义。这种方法，不论补泻均在人部实施，为转针的方法。操作时治疗上部疾病，大指要向外捻；治疗下部疾病，大指要向内捻。无论补法还是泻法，均要转动针头使气至病所。此处内外亦即左右之意。如为补法，引动真气至病所；如为泻法，引动邪气退至针下而出。杨继洲在本节中称此法为"针中之秘旨也"。

　　指留，"如出针至于天部之际，须在皮肤之间留一豆许，少时方出针也"。指留，留以养之之意。操作时出针到天部，在距离皮肤豆许之处稍稍留针，然后再继续出针。要求出针时留针取气，让荣卫之气得以疏散。这是一种养正的针法。《类经·十四·经脉应天地呼吸分补泻》曰："所谓出针者，病势既退，针气必松；病未退者，针气固涩，推之不动，转之不移，此为邪气吸拔其针。"若"真气未至，不可出而出之，其病即复"，此时就需要"再施补泻以待其气，直候微松，方可出针豆许"。杨继洲的指留之法在退针至天部的时候留针少时，宣散荣卫，令气血畅通，与《类经》提到的引真气至相似。杨继洲创立的这种指留的针刺手法，能够达到祛邪养正的目的。

针摇，"凡出针三部，欲泻之际，每一部摇一次，计六摇而已。以指捻针，如扶人头摇之状，庶使孔穴开大也。"针摇是指操作时当针从三部出时，行至每一部均要摇针，并用手指捻针，使孔穴开大。手法的关键，是开大孔穴，使邪气泻出来，即泻实。此法将三才、开阖等方法中的泻法，结合在一起以促进泻实，从而"令邪气出如飞"。

指拔，"凡持针欲出之时，待针下气缓不沉紧，便觉轻滑，用指捻针，如拔虎尾之状也"。指拔，是指出针之时用手指捻针，状如拔虎尾一般地小心谨慎。操作时，需要注意待针下气缓轻滑的时候再出针。故有"下针贵迟，太急伤血，出针贵缓，太急伤气"的说法。这种"指拔"的针法，应用于"指留"之后，使针头在天部和皮肤之间，待针下之气缓和轻滑而不沉涩的时候才轻捻出针。"用指捻针，如拔虎尾之状"，意为拔针的时候，医者应当沉着仔细，小心谨慎操作。

综上所述，杨继洲十二字分次第手法，在窦汉卿基础之上有所发挥，使针刺手法更加完备。杨继洲十二字分次第手法实际上是行针的程序，是较为完整的一套施针的术式，是针刺的基本流程。此外，在十二字分次第手法中，强调刺手和押手的配合。《难经·七十八难》有"知为针者，信其左"，十二法中的爪切、指循、爪摄，即是使用左手的手法。刺手和押手相配合，完成从准备进针、进针、催气候气、手法补泻，最后到出针的针刺全过程，使针刺操作系统化、规范化。这一套针法，具有较强的可操作性，既符合《内经》《难经》的经旨，又切合临床实际。清代官方作为教科书的《医宗金鉴》卷七十九的《刺灸心法要诀》中，"行针次第手法歌"基本上是参考杨继洲的"十二字分次第手法"。

2."下手八法"助得气

杨继洲根据前人的经验和自己的临床实践体会，总结的下手八法为"揣、爪、搓、弹、摇、扪、循、捻"。下手八法是八个单式手法，主要是为更好、更便于调节经气，现称为"辅助手法"。在《针灸大成·卷四·三衢杨氏补泻》中记载了下手八法口诀。

揣，"揣而寻之。凡点穴，以手揣摸其处，在阳部筋骨之侧，陷者为真。在阴部郄腘之间，动脉相应。其肉厚薄，或伸或屈，或平或直，以法取之，按而正之，以大指爪切掐其穴，于中庶得进退，方有准也。"临床上使用揣法，是在取穴的时候，先用左手大指揣摸要针刺的腧穴，辨别阳部、阴部进行选穴，阳部在"筋骨之侧，陷者为真"，阴部在"郄腘之间，动脉相应"，这是判断穴位在阳部和阴部的依据。另外，还要结合针刺部位肌肉厚薄、针刺体位进行针刺。杨继洲又在这里引用《难经·七十一难》"刺荣无伤卫，刺卫无伤荣"这一针刺原则，在应用揣法的时候，"乃掐按其穴，令气散，以针而刺"，即通过左手压陷穴位，能够令气散，然后再进针，就能避免进针时损伤卫气。结合十二字分次第手法，这样的进针方式还可以避免进针疼痛。如果要"刺卫无伤荣"，应"撮起其穴，以针卧而刺之"，即用左手提捏起穴位，用平刺或者斜刺，这样做能够达到"不伤其荣血"。在揣法配合下进针，杨继洲认为这是"阴阳补泻之大法"。

爪，"爪而下之。""左手重而切按，欲令气血得以宣散，是不伤于荣卫也。右手轻而徐入，欲不痛之因。"杨继洲认为，使用爪法是医生用左手拇指或食指的爪甲，以较重的力量来切压被刺腧穴，以宣散气血，减少疼痛。这时再用右手轻缓进针，这样就不会产生疼痛。他认为这是"下针之秘法也"。目前临床也经常应用爪法来分离血脉筋骨，勿使刺伤。

搓，"搓而转者，如搓线之貌，勿转太紧，转者左补右泻，以大指次指相合，大指往上，进为之左；大指往下，退为之右，此则迎随之法也。故经曰：迎夺右而泻凉，随济左而补暖。"搓法可以参照十二字分次第手法中的指搓，杨继洲强调"此则左右补泻之大法也"。目前临床应用搓法，在应用补法的时候随搓随插，用于泻法可随搓随提，这样施针可避免肌肉缠绕针体不得捻动的弊端。

弹，"弹而努之，此则先弹针头，待气至，却退一豆许，先浅而后深，自外推内。"此法在操作时一般是用食指或中指轻轻弹拨针柄进行催气，等到气至后，退针一豆许，然后从浅到深向内缓缓推针。杨继洲称弹法为"补针之法也"。而今弹法也可用于泻法。例如医生自觉针下过于紧迫，这是邪气有余的迹象，即邪实，此时通过弹法可以令针下和缓，说明这个方法具有一定的泻实作用。

摇，"摇而伸之，此乃先摇动针头，待气至，却退一豆许，乃先深而后浅，自内引外，泻针之法也。"应用此法时，进针后用刺手持针柄如摇橹之状摇动针头，等到气至后，将针退却一豆许，一般是先深后浅，边摇边提，自内向外以泻邪气。摇法是泻针之法，这种操作通过摇动针头进行，杨继洲称其为"针头补泻"。

扪，"扪而闭之。经曰：凡补必扪而出之。故补欲出针时，就扪闭其穴，不令气出，使血气不泄，乃为真补。"扪法是在出针之后用手指扪闭针孔，让气血不泻的方法。杨继洲认为此法为"真补"的方法。后世将扪法加以发挥，根据闭穴的缓急来达到补泻效果，如急闭针孔为补，缓闭针孔为泻。

循，"循而通之。经曰：凡泻针，必以手指于穴上四傍循之，使令气血宣散，方可下针，故出针时，不闭其穴，乃为真泻。"应用循法需在穴位四周用手指上下左右进行循按，可以使气血得以消散。原文为"使令气血宣散，方可下针"，字面意思是等气血宣散之后"方可下针"。而杨继洲又明确提出，循法是"真泻"。将循法与十二字分次第手法中的指循对照看，指循是在下针后再用手指在穴位四周循按，使气血往来，有助于得气，"得气即泻之"，说明指循也是泻法。在同一章节中，既有指循，又有循法，又都是泻法，考虑其内容表述应当基本一致，循法也应当是先进针后，再进行穴位四周的循按。这样，循法就有两层含义，其一，进针后通过在穴位四周循按，气血宣散，从而促进得气，得气即泻；其二，进针后，因针下邪气过盛，针过于紧急的时候，可应用此法，促进壅塞之气血宣散，从而使针下徐缓，同时出针时不闭针孔，用于泻邪实。

捻，"捻者，治上大指向外捻，治下大指向内捻。外捻者令气向上而治病，内捻者令气向下而治病。如出针，内捻者令气行至病所，外捻者令邪气至针下而出也。"应用捻法，是将针左右捻转。用于补法时，侧重于用拇指用力，针向左转，使针微进豆许；用于泻法时，侧重于食指用力，针向右转，使针微提豆许。可参照十二字分次第手法中的指捻。

下手八法中，揣法是杨继洲提出的手法，其余手法都见于窦汉卿的十四法。其中左手的手法有四种，揣、爪、循、摄结合应用，是连续激发经气的有效方法，用于通关过节，效果显著。《金针赋》记载："必以循摄爪切，无不应矣，此通仙之妙。"临床操作时，先用揣法找准欲刺的穴位，后用爪甲掐穴，用以宣散气血，标定穴位，然后迅速进针。进针后在欲使经气传导的经上循（指头）摄（指甲）进行叩击，从而激发经气使之向所引导的方向传导。在操作过程中，注意手法操作强度适当。揣法是激发经气的关键，要揣准穴位。杨继洲"下手八法"体现了《难经·七十八难》"知为针者，信其左"的学术思想。

全国中医药行业高等教育"十三五"规划教材《各家针灸学说》认为，杨继洲总结的"下手八法"，其中的揣法为杨继洲所增补，是对窦汉卿十四法中切法的深化，其他七法是窦汉卿十四法中的重点。爪法，包括了窦氏十四法中爪法和切法的动作。循法，增添了"以手指于穴上四旁循之"的操作内容。捻法，补充了"治上大指向外捻，治下大指向内捻，外捻者令气向上而治病，内者气向下而治病""如出针，内捻者令气行至病所，外捻者令邪气至针下而出"等操作内容。搓法、弹法、捻法和扪法，与窦氏的操作基本相同。可见，杨继洲"下手八法"受窦汉卿影响较大。笔者更倾向于认为，"下手八法"是杨继洲根据家传经验和个人经验，总结出来的单式手法中最重要的手法。原因有二：其一，如前所述，杨继洲的"下手八法"不同于从窦氏十四法中的直接摘录，而是有所增补和发挥；其二，文中，杨继洲多处用到了"此乃下针之秘法也""此乃阴阳补泻之大法也""此则左右补泻之大法也"等，来说明下手八法的重要性，进一步佐证了下手八法是杨继洲根据自己家传的经验和个人的经验总结出来的。从下手八法中可以看出，杨继洲很重视左手和右手的配合使用。在临床针刺的时候，左右手配合使用，能够达到良好的治疗效果。另外，在"下手八法"中，还有"补针之法也""泻针之法也""乃为真补""乃为真泻"等论述。在本段中每个手法的结尾，配以这样的文字，能够提示读者明确手法的治疗作用。

3. 二十四种复式手法

杨继洲在《针灸大成·卷四·三衢杨氏补泻》中，记载了二十四种复式手法。这些复式手法在《针灸大成》之前也有多部医籍记载，应该说，这二十四种复式手法并不是杨继洲独创，但在杨继洲个人及杨继洲家传经验中占有重要地位。

（1）烧山火，透天凉

烧山火，"捻运入五分之中，行九阳之数，其一寸者，即先浅后深也。若得气，便行运针之道。""渐渐运入一寸之内，三出三入，慢提紧按。"操作时强调"三进一退"，得气后"行九阳之数"，"先浅后深"，配合"鼻吸气一次，口呼五次"。这种方法可以除寒温阳。

透天凉，"进一寸内，行六阴之数，其五分者，即先深后浅也。若得气，便退而伸之，退至五分之中，三入三出，紧提慢按"，操作时强调"三退一进"，得气后运针"行六阴之数"，"先深后浅"，并配合"口吸气一口，鼻出五口"。这种方法可以清热。

烧山火与透天凉的名称，最早见于明正统四年（1439）泉石心所著《金针赋》，是临床常用的复式补泻手法。烧山火与透天凉，属于寒热刺法。烧山火，常用于治疗先寒后热或虚中夹实的病证；透天凉，常用于治疗先热后寒或实中夹虚的病证。这两种刺法，多部医籍都有记载。如《针灸大全·卷三·梓岐风谷飞经撮要金针赋》曰："一曰烧山火，治顽麻冷痹，先浅后深，用九阳而三进三退，慢提紧按，热至紧闭，插针除寒有准。二曰透天凉，治肌热骨蒸，先深后浅，用六阴而三出三入，紧提慢按，徐徐举针，退热之可凭。"又如，在《医学入门·内集·卷一·针灸》记载了子午八法的飞经走气法："如治久患瘫痪顽麻冷痹，遍身走痛，癫风寒疟，一切冷证，先浅入针而后渐深入针。俱补老阳数，气行针下紧满，其身觉热，带补慢提急按。老阳数或三九二十七数，即用通法，扳倒针头，令患人吸气五口，使气上行，阳回阴退，名曰'进气法'，又曰'烧山火'。治风痰壅盛，中风喉风，癫狂疟疾单热，一切热证，先深入针而后暂浅退针，俱泻少阴数，得气觉凉，带泻急提慢按初六数或三六一十八数。再泻再提，即用通法，徐徐提之，病除乃止，名曰'透天凉'。"

（2）阳中隐阴，阴中隐阳

阳中隐阴，"先运入五分，乃行九阳之数，如觉微热，便运一寸之内，却行六阴之数，以得气。"是指操作时先运入五分，行九阳之数，始觉微热，深刺一寸，行六阴之数，得气为度。操作要点是先浅后深，先补后泻，要得气。本法可治先寒后热的病证，是一种先补后泻的针刺手法。因其是以补为主，补中有泻，故名阳中隐阴。操作时，是在同一穴位中的人部先行烧山火，然后在地部行透天凉，该法是一种混合手法。

阴中隐阳，"先运一寸，乃行六阴之数，如觉病微凉，即退至五分之中，却行九阳之数，以得气。"是指操作时运针至一寸，行六阴之数，感觉微凉时，退针至五分，行九阳之数。操作要点是先深后浅，先泻后补，要得气。本法可治疗先热后寒的病证，是一种先泻后补的针刺手法，因其是以泻法为主，泻中有补，所以叫阴中隐阳。操作时，是先在同一穴位中的地部行透天凉，然后在人部行烧山火，也是一种混合手法。

在《针灸大成·卷三·策》的《针有深浅策》中，杨继洲对阳中隐阴、阴中隐阳有所评论与发挥。其曰："先寒后热者，须施以阳中隐阴之法焉。于用针之时，先入五分，使行九阳之数；如觉稍热，更进针令入一寸，方行六阴之数，以得气为应。夫如是，则先寒后热之病可除矣。其先热后寒者，用以阴中隐阳之法焉。于用针之时，先入一寸，使行六阴之数；如觉微凉，即退针，渐出五分，却行九阳之数，亦以得气为应。夫如是，则先热后寒之疾瘳矣。夫曰先曰后者，而所中有荣有卫之殊；曰寒曰热者，而所感有阳经阴经之异。使先热后寒者，不行阴中隐阳之法，则失夫病之由来矣，是何以得其先后之宜乎？如先寒后热者，不行阳中隐阴之法，则不达夫疾之所致矣，其何以得夫化裁之妙乎？"关于阳中隐阴和阴中隐阳，还有一些医籍是这样记载的，如《针灸大全·卷三·梓岐风谷飞经撮要金针赋》曰："阳中之阴，先寒后热，浅而深，以九六之法，则先补后泻也。""阴中之阳，先热后寒，深而浅，以六九之方，则先泻后补也。补者直须热至，泻者务待寒侵，犹如搓线，慢慢转针。盖法在浅则用浅，法在深则用深，二者不可兼而紊之也。"《奇效良方·卷五十五·阳中隐阴》曰："夫用针之时，先入五分之中，乃得九阳之数。如觉热，便进入一寸，行六阴之数，以得气为应，夫如是可治先寒后热之病。"《奇效良方·卷五十五·阴中隐阳》曰："夫用针之时，先进入一寸之中，行六阴之数，如患人自觉微凉，即退针渐出五分之中，却行九阳之数，故得阴中隐阳，可治先热后寒之病。"

（3）留气法、运气法、提气法、中气法

留气法，"先运入七分之中，行纯阳之数，若得气，便深刺一寸中，微伸提之，却退至原处。"操作时运入七分，行九阳之数，得气后再深刺至一寸，小幅度伸提，再提针至原处。操作要点是注意要得气，伸时用九阳之数，提时用六阴之数，气留针下。本法能破气，用以治疗癥瘕、疝癖。黄龙祥在《中国针灸刺灸法通鉴》中，把留气法和子午捣臼均归属于散结法的范畴。所谓散结法，是针刺治疗癥瘕、积聚的刺法。古人一般用火针燔刺大的癥瘕、积聚，如果用毫针刺，多数是在病变的局部进行反复提插，以达到足够的刺激量。关于留气法，还有其他医籍论述，如《针灸大全·卷三·梓岐风谷飞经撮要金针赋》曰："留气之诀，疝瘕癖癥，针刺七分，用纯阳，然后乃直插针，气来深刺，提针再停。"《奇效良方·卷五十五·针灸门·留气法》曰："夫用针之时，先进七分之中，行纯阳之数，若得气便深刺，微伸提之，却退之至原处，又得气，依前法，可治疝癖癥瘕之病。"

运气法，"先行纯阴之数，若觉针下气满，便倒其针，令患人吸气五口，使针力至病所。此乃运气之法，可治疼痛之病。"操作时，在进针之后行六阴之数，针下得气后将针头向病所倾斜，同时让患者配合吸气五口，使气至病所。本法为泻法，可以止痛。与之行文相似的是《奇效良方·卷五十五·针灸门·进气法》曰："夫用针之时，先行纯阳之数，若觉针下气满，便倒卧其针，令患人吸气五口，其针气上行，此乃进针之法也。可治肘臂腰腿身疼走注之病。"在《奇效良方》中出现的是"纯阳指数"，有观点认为《针灸大成》中的运气法是来源于《奇效良方》，系对《奇效良方》

原文转抄出现的笔误。

提气法，"先从阴数，以觉气至，微捻轻提其针，使针下经络气聚，可治冷麻之症。"操作时，在进针后行六阴之数，得气后稍加捻转并轻轻将针上提，使针下得气。本法可用来治疗冷麻顽痹的病证。关于提气法，《奇效良方·卷五十五·针灸门·提针法》记载："夫用针之时，先行阴数，自觉气来，捻转轻提，其气即行，可治冷麻之病。"

中气法，"先行运气之法，或阳或阴，便卧其针，向外至痛疼，立起其针，不与内气回也"。操作时，先行运气之法，或阳或阴；然后卧针，使气至病所；再直刺，留针片刻。本法为先直刺，后卧针，再直刺。"中气须知运气同，一般造化两般功，手中运气叮咛使，妙理玄机起疲癃。"本法为泻法，能除去积聚。相似的针法描述，如《针灸聚英·卷四·纳气歌》曰："纳气还与进气同，一般造化两般工。手中用气叮咛死，妙理玄玄在手中。"《针灸大全·卷三·梓岐风谷飞经撮要金针赋》曰："运气走至疼痛之所，以纳气之法，扶针直插，复向下纳，使气不回。"

（4）苍龙摆尾，赤凤摇头

苍龙摆尾，"凡欲下针之时，飞气至关节去处，便使回拨者，将针慢慢扶之，如舡之舵，左右随其气而拨之，其气自然交感，左右慢慢拨动，周身遍体，夺流不失其所矣。"操作时，在得气后运气至关节，将针扳倒，随着针感左右慢慢拨动，如船之舵。操作时要慢慢回拨，可借此使其气自然交感，通经接气，遍布周身。杨继洲认为苍龙摆尾是补法，但在具体操作时，"或用补法而就得气，则纯补；补法而未得气，则用泻，此亦人之活变也"，说明在操作的时候要灵活变通，或补或泻，以得气为度。与杨继洲的苍龙摆尾的论述相似，《针灸大全·卷三·梓岐风谷飞经撮要金针赋》曰："青龙摆尾，如扶舡舵，不进不退，一左一右，慢慢拨动。"《奇效良方·卷五十五·针灸门·苍龙摆尾》曰："凡下针飞气，至关要去处回拨者，将针散漫伏之。如船中之舵，左右随其气，轻而拨，其气自交，周身遍体夺流，不失其所矣。如气不行，将针动伸动提。敬曰：苍龙摆尾气交流，血气夺流遍体周，任他身上千般病，一插教他即便瘳。"

赤凤摇头（也称白虎摇头），"凡下针得气，如要使之上，须关其下，要下须关其上，连连进针，从辰至巳，退针；从巳至午，拨左而左点，拨右而右点，其实只在左右动，似手摇铃，退方进圆，兼之左右摇而振之。"操作时，在得气后将经络的一端关闭，退方进圆，似手摇铃。注意实施时需快摇，借此可通经接气。赤凤摇头是泻法。关于赤凤摇头相似的描述，如《奇效良方·卷五十五·针灸门·白虎摇头》曰："凡下针待气，要上行闭其下，要下行闭其上，进针从辰至巳，退针巳至午未，进针则左捻，退针则右捻动也。敬曰：下水船中之橹，犹如赤凤摇头，别辨迎随逆顺，休时慢法徒求。"《针灸问对·卷中·十四法》曰："似手摇铃，退方进员，兼之左右，摇而振之。又云：行针之时，开其上气，闭其下气，气必上行。开其下气，闭其上气，气必下行。如刺手足，欲使气上行，以指下抑之。欲使气下行，以指上抑之，用针头按住少时，其气自然行也。进则左转，退则右转，然后摇动是也。又云：白虎摇头行血，虎为阴属之故。行针之时，插针地部，持针提而动之，如摇铃之状，每穴每施五息。退方进员，非出入也，即大指进前往后，左右略转，提针而动之，似虎摇头之状。兼行提者，提则行荣也。龙补虎泻也。"

（5）龙虎交战，龙虎升降

龙虎交战，"先行左龙则左捻，凡得九数，阳奇零也。却行右虎则右捻，凡得六数，阴偶对也。乃先龙后虎而战之，以得气补之，故阳中隐阴，阴中隐阳，左捻九而右捻六，是亦住痛之针，乃得返复之道，号曰龙虎交战，以得邪尽，方知其所，此乃进退阴阳也。"操作时，先行苍龙摆尾，左捻针行九阳之数；再行白虎摇头，右捻针行六阴之数，得气用补法。应用时，注意左捻九、右捻六，有阳中隐阴、阴中隐阳之意，且三部皆一补一泻。本法可以止痛。与杨继洲龙虎交战相似的描述，如《奇效良方·卷五十五·针灸门·龙虎交战》曰："夫用针时，先行龙，左行右捻，凡得九数，却行虎，右行左捻，得六数。乃先龙后虎而转之，得气补之，故阳中有阴，阴中有阳，乃得反之道，使邪气和其正。"《针灸问对·卷中·龙虎交战》曰："下针之时，先行龙而左转，可施九阳数足；后行虎而右转，又施六阴数足，乃首龙尾虎以补泻。此是阴中引阳，阳中引阴，乃反复其道也。又云：先于天部施'青龙摆尾'，左盘右转，按而添之，亦宜三提九按，即九阳也。令九阳数足；后于地部行'白虎摇头'，右盘左转，提而抽之，亦宜三按六提，即六阴也。令六阴数足，首龙尾虎而转之。此乃阴阳升降之理，住痛移疼之法也。"

龙虎升降法，"先以右手大指向前捻之，入穴后，以左手大指向前捻，经络得气行，转其针向左向右，引起阳气，按而提之，其气自行，如气未满，更依前法再施。"操作时，右手大指持针向前捻针入穴位，然后用左手大指向前捻针，得气后捻针向左向右，引阳气，按而提之。注意左右手交替捻针。本法可以上下行气。关于龙虎升降，相类似的描述，如《奇效良方·卷五十五·针灸门·龙虎升腾》曰："夫用针法，以手大指自前捻入，左大指向后捻入，经得气向前推转，以大指弹其针，引其阳气，按而提之，其气自行。如气不应，依前再施。"《针灸问对·卷中·龙虎升腾》曰："先于天部持针，左盘按之一回，右盘按之后一回，用中指将针腰插之，如拨弩机之状。如此九次，像青龙纯阳之体。却推针至地部，右盘提之一回，左盘提之后一回，用中指将针腰插之。如此六次，像白虎纯阴之体。按之在后，使气在前；按之在前，使气在后。若气血凝滞不行，两手各持其针行之。此飞经走气之法也。"

（6）交经针法

所谓交经针法，是使用不同的选穴方法，将经气与脏腑、病灶交互沟通，与另一段经脉交接，从而提高治病效果的方法。当针感传导至关节时，往往通过关节较为困难，需要在操作的时候适当辅以不同的取穴方法、特殊的针刺手法等，促进针感相对容易地通过关节。此类方法，原始于明代徐凤的《针灸大全》。在《针灸大成》中杨继洲提出了4种交经针法，即五脏交经、膈角交经、通关交经、关节交经。

五脏交经，"凡下针之时，气行至溢，须要候气血宣散，乃施苍龙左右拨之可也。五行定穴分经络，如船解缆自通亨，必在针头分造化，须交气血自纵横。"是指当行针中出现经气满溢的时候，应用五行相生相克之法选定穴位，然后使用苍龙摆尾法，以达到宣散气血的目的。五脏交经针法首先在于选穴，选穴的原则是，根据有病脏腑的五行属性，选配各脏腑五输穴的有关穴位，即"五行定穴分经络"；然后根据有病脏腑的虚实情况，虚则补其母，实则泻其子。

膈角交经，"凡用针之时，欲得气相生相克者，或先补后泻，或先泻后补，随其疾之虚实，病之寒热，其邪气自泻除，真气自补生。""角"在古代是盛酒的器具，这里用以代表脏器。膈角交经，是用五行生克关系来定补泻的一种针法。此法要求病人仰卧位，呼吸调匀，按照五行相生相克关系配穴，得气后施以不同的补泻手法。本法能够泻邪气，补真气。

通关交经，"先用苍龙摆尾，后用赤凤摇头，运入关节之中，后以补则用补中手法，泻则用泻中手法，使气于其经便交。"是指运用苍龙摆尾和赤凤摇头针法，使感传通过关节，与经络相交。临床操作可以在一个穴位中，先施以浅而慢拨的苍龙摆尾法，再施以深而快摇的赤凤摇头（白虎摇头）法。本法能够使关节气血宣通。

关节交经，"凡下针之时，走气至关节去处，立起针，与施中气法纳之可也。"这是一种使气至关节部位然后行中气法的针法。操作时选用关节周围的穴位，得气后使气传至关节处，立起针身，施用中气法，使经气自然流行。

这四种针法的共同特点是要让针下的气沿着经络循行的方向传导，并使经气通过关节。在取穴方面，五脏交经和膈角交经取穴均与五行生克相关；通关交经取大关节以下的五输穴；关节交经取关节附近的穴位。

（7）子午相关补泻手法

子午补泻总歌："补则须弹针，爪甲切宜轻，泻时甚切忌，休交疾再侵。"文中对于子午补泻总歌的描述，实际是一般的进针手法，强调了"动为补""摇为泻"。

子午捣臼，"调气得均，以针行上下，九入六出，左右转之不已，必按阴阳之道，其症即愈。"操作时，下针之时要把气调均匀，以针行上下，九入六出，左右转动不停，注意九入六出提插之法。子午捣臼用治"水蛊膈气"。关于子午捣臼，《针灸问对·卷中·子午捣臼》曰："下针之后，调气得匀，以针上下，行九入六出之数，左右转之，导引阴阳之气，百病自除。"可以看出，虽冠以子午之名，但子午捣臼法强调的是九入六出的提插方法。

子午交经换气，"子后要知寒与热，左转为补右为泻，提针为热插针寒，女人反此要分别，午后要知寒与热，右转为补左为泻，顺则为左逆为右。"文中可见"子后""午后"字样，其强调的是要根据寒热的不同、男女的差异，使用左右转针不同的补泻手法。

子午补泻，"每日午前皮上揭，有似滚汤煎冷雪，若要寒时皮内寻，不枉交君皮破裂。阴阳返复怎生知？虚实辨别临时诀，针头如弩似发机，等闲休与非人说。"文中虽有"午前"字样，但强调的是根据寒热虚实来决定补泻之法。另外，在《针灸大成·卷四·经络迎随设为问答》的"问子午补泻"中给出了寒热刺法："假令病热，则刺阳之经，以右为泻，以左为补；病寒则刺阴之经，以右为补、左为泻。"这是杨继洲对于热证和寒证的治疗经验，其治疗寒病刺阴经时右转为补，左转为泻。另外，在治疗上，杨继洲也强调了子午补泻的方法，在临床应用时要根据具体情况灵活变通。

子午倾针，"凡欲下针之时，先取六指之诀，须知经络，病在何脏，用针依前补泻，出入内外，如有不应者何也？答曰：'一日之内，有阴有阳，有阳中隐阴，有阴中隐阳，有日为阳，夜为阴，子一刻一阳生，午一刻一阴生，从子至午，故曰：子午之法也。'"文中给出了一日之内，子午时刻的不同，下针之时应考虑不同时刻阴阳的差异。考虑子午倾针是真正与子午流注相关的针法。

（8）进火、进水

进火，"初进针一分，呼气一口，退三退，进三进，令病人鼻中吸气，口中呼气三次，把针摇动，自然热矣。"操作时，先进针一分，呼气一口，退针三次，进针三次，令病人用鼻吸气，口中呼气三次，摇动针身，自然发热。本法的目的是取热，为补法。

进水，"初进针一分，吸气一口，进三进，退三退，令病人鼻中出气，口中吸气三次，把针摇动，自然冷矣。"操作时，先进针一分，吸气一口，进针三次，退针三次，令病人鼻中出气，口中吸气三次，摇动针身，自然变冷。本法的目的是取凉，为泻法。

以上的"十二字分次第手法""下手八法""二十四式复式手法"均源自《针灸大成·卷四·三衢杨氏补泻》。其中，"十二字分次第手法"和"下手八法"是杨继洲独创。二十四式复式手法在杨继洲的刺法经验中占有重要地位。但这些补泻手法，在杨继洲医案中并未明确涉及，缺少了对于其补泻手法的临床验证，对于读者来讲略有遗憾。

4. 呼吸、迎随、疾徐、开阖等补泻手法

杨继洲在《针灸大成·卷四·经络迎随设为问答》中，记载的关于针刺补泻的内容较为集中，详细叙述了呼吸、迎随、疾徐、开阖等补泻手法。

（1）呼吸补泻

在"问呼吸之理"一问中，强调了呼吸补泻的重要性，称其为"针家所必用"。在文中首次出现的"补者从卫取气，泻者从荣置气"，也记载了呼吸补泻的重要性，"欲治经脉，须调荣卫，欲调荣卫，须假呼吸。"因为"卫者阳也，荣者阴也，呼者阳也，吸者阴也"。"问：呼吸之理"记录了呼吸补泻的具体应用：应用补法时，"气出针入，气入针出"；应用泻法时，"气入入针，气出出针"。从量化的角度看，"呼而不过三口，是外随三焦之阳；吸而不过五口，是内迎五脏之阴"。而在呼吸补泻操作时，应当"先呼而后吸者，为阳中之阴；先吸而后呼者，为阴中之阳，乃各随其病气，阴阳寒热而用之"，此言具体问题要具体分析，根据寒热的不同，施以不同的呼吸补泻方法，强调了"是为活法，不可误用也"。

（2）迎随补泻

在"问：迎随之理何如"一问中，杨继洲认为，迎随之法是"针下予夺之机"，说明迎随之法十分重要。应用迎随之法，首先要掌握荣卫的流行，需要知道"诸阳之经，行于脉外；诸阳之络，行于脉内；诸阴之经，行于脉内；诸阴之络，行于脉外，各有浅深"。其次，还需要知道经脉的走行，即"足之三阳，从头走足；足之三阴，从足走腹；手之三阴，从胸走手；手之三阳，从手走头"。

在《针灸大成·卷四·经络迎随设为问答》的"问：迎随之法"中，明确给出了迎随补泻的性质，"随而济之是为补，迎而夺之是为泻。"而后给出了迎随补泻的操作手法：补，"随其经脉，推而按纳之，停针一二时，稍久，凡起针，左手闭针穴，徐出针而疾按之"，"补针左转，大指努出"，

"补者先呼后吸"。泻，"迎其经脉，提而动伸之，停针稍久，凡起针，左手开针穴，疾出针而徐按之"，"泻针右转，大指收入"，"泻者先吸后呼"。从这里可以看出，迎随补泻在操作的过程中，实际是多种补泻手法的综合应用。在"问：迎随之理何如"中，又给出了更为具体的操作方法：下针时"先用左手揣穴爪按，令血气开舒，乃可纳针……右手持针于穴上，令患人咳嗽一声，捻之，一左一右，透入于腠理，此即是阳部奇分……然后用其呼吸，徐徐推之，至于肌肉，以及分寸，此二者，即是阴部偶分"。其强调医者下针的时候用左手揣穴，令气血舒展才可进针。让患者在进针的时候咳嗽一声，医生随着患者的咳声进针之后，捻针要一左一右透开腠理，达到阳部奇分。然后，随着呼吸慢慢推进，至于肌肉，即达到阴部偶分。这里的爪按，实际上就等同于"十二字分次第手法"中的爪切。又有"立针以一分为荣，二分为卫，交互停针，以候其气"。操作时"见气方至，速便退针引之，即是迎；见气已过，然后进针追之，即是随"。此言气方至时，迅速退针以引之是迎法；在气已经过之后，进针追之是随法。"得气以针头逆其经脉之所来，动而伸之即是迎；以针头顺其经脉之所往，推而纳之即是随。"此言得气后以针头逆着经脉走行的方向，动而伸之是迎，为泻；顺着经脉的走行方向，推而纳之是随，为补。同时，杨继洲给出了针刺时几种不同情况的处理方法："凡刺脉者，随其顺逆，不出血，则发针疾按之。凡刺浅深，惊针则止。凡行补泻，谷气而已。"

在《针灸大成·卷四·经络迎随设为问答》的"问：迎夺随济，固言补泻，其义何如"一问中，杨继洲举例说明了迎夺随济补泻的原理："迎者，迎其气之方来，如寅时气来注于肺，卯时气来注于大肠，此时肺、大肠气方盛，而夺泻之也。随者，随其气之方去，如卯时气去注大肠，辰时气去注于胃，肺与大肠，此时正虚，而济补之也。"指出经气按照不同的时辰，流注于脏腑经络；经气所流注的时候，其气一定盛大，这时候可以夺而泻之；当经气又按照不同的时辰，从此经流注于他经的时候，当经气离开本经的时候，本经之气一定虚衰，这时候随其气可以济而补之。

（3）疾徐补泻

在《针灸大成·卷四·经络迎随设为问答》的"问：疾徐之理"一问中，杨继洲根据自己的经验，对《素问·针解》所言"刺虚实者，徐而疾则实，疾而徐则虚"，给予了相应的解释。即"所谓徐而疾者，一作徐纳而疾出；一作徐出针而疾按之。所谓疾而徐者，一作疾纳而徐出；一作疾出针而徐按之（两说皆通）"。并且，当患者疾病不虚不实的时候，在出针入针时就可以不疾不徐地进行。

（4）开阖补泻

在《针灸大成·卷四·经络迎随设为问答》的"问：补泻之时，与气开阖相应否"一问中，杨继洲论述了开阖之法："但凡针入皮肤间，当阳气舒发之分谓之开。针至肉分间，当阴气封固之分谓之阖"，认为所有的行针都有开阖，其将针刺入皮肤之间阳气舒发的地方叫作开，当针刺入肌肉之间阴气封固的地方叫作阖。开中有阖，阖中有开，这一开一阖的针法，都是在所针刺的腧穴当中完成的。

关于具体针刺补法和泻法的操作，杨继洲在《针灸大成·卷四·经络迎随设为问答》的"问：补针之要法""问：泻针之要法"中，有较为详细的描述。现将补法和泻法的操作对比如下：

补法和泻法的操作

内容	补法	泻法
押手	重切十字缝纹	左手重切十字纵纹三次
迎随	随其经脉	迎其经脉
提插	推而内之	提而动伸

续表

内容	补法	泻法
行针	得气后行九阳之数，捻九撅九	得气后行六阴之数，捻六撅六
三部进针	先天部，然后人部，最后地部	先刺入天部，少停直入地部，然后再入人部
呼吸	进针长呼气一口；天部少停呼气二口，进人部；人部少停呼气三口，进地部；出针时吸之乃去	在地部行针后吸气三口提至人部；在人部吸气两口提至天部；在天部吸气一口提出至皮间；出针时呼之乃去
转针方向	左	右
大指方向	努出	收入
留针时间	手经要 24 息，足经要 36 息，在极处（地部再推进一豆处）静以久留	手经要 24 息，足经要 36 息，在极处（皮间再退针一豆处）静以久留
针感	自觉针下热	自觉针下冷
进出针速度	徐入徐出	疾入徐出
作用	虚赢痒麻，病势各散	寒热痛痒，病势各退
闭穴	急按之	不闭穴

"九阳之数"和"六阴之数"在《针灸大成》一书中多次出现，如《针灸大成·卷四·经络迎随设为问答》的"问：补针之要法"和"问：泻针之要法"；《针灸大成·卷五·十二经井穴图》中关于十二经病证的临床治疗，几乎每一经病证，均有"行六阴之数"的刺法；在杨继洲医案的吕小山结核在臂一案中，治疗也用了九阳数和六阴数的刺法。从"问：补针之要法"和"问：泻针之要法"中可以看出，补泻手法的具体实施，实际上都是综合了多种补泻刺法共同作用的结果。

5. 提出刺有大小

在古代文献中，对针刺手法的补泻论述较多，但对针刺的刺激量或手法补泻中的刺激量问题较少提及。在《针灸大成·卷四·经络迎随设为问答》的"问：刺有大小"一问中，杨继洲第一次提到"刺有大小"的理论，在针刺剂量上将补泻手法分为大补大泻、平补平泻，这是关于针刺补泻的刺激量问题的探讨。

文中提道："有平补平泻，谓其阴阳不平而后平也。阳下之曰补，阴上之为泻。但得内外之气调则已。有大补大泻，惟其阴阳俱有盛衰，内针于天地部内，俱补俱泻，必使经气内外相通，上下相接，盛气乃衰。"杨继洲所谓的平补平泻，是指针对于病证仅为阴阳不平衡情况时而采用的提插手法，用以调畅气机。应用补法，针刺则先浅后深，从外（阳）向内（阴）推而入之；应用泻法，针刺则先深后浅，从内（阴）向外（阳）引导出之，最终的目的是使气机调畅，阴阳平衡。而针对阴阳俱有盛衰的情况，要使用大补大泻之法。亦即，按照天地人三部进针后，根据病情，在各部均行补泻手法，使经气内外相通，上下相接，从而使邪气渐衰，如烧山火、透天凉之类。

杨继洲刺有大小理论表明，无论在补法中还是在泻法中，都可有刺激量的大和小。刺激量大，可能为补，可能为泻；刺激量小，亦可能为补，亦可能为泻。在杨继洲所处的时代，对"刺激量"概念的界定还非常模糊，具体针刺的计量，往往根据以往临床经验。从某种意义上讲，在《针灸大成》一书中多次出现的九阳之数与六阴之数，也是一定的刺激量，然在具体操作的时候，尚欠清晰表述。另外，在杨继洲医案中，公子箕川公长爱忽患惊风，没有按照过去的做法只灸三五壮，而是灸中冲、印堂、合谷等穴各数十壮，认为这些灸量"是当量其病势之轻重而已"，这与"刺有大小"的观点是类似的。

杨继洲刺有大小的理论，开启了补泻手法亦分强弱的先河，促进了补泻手法的完善，推动了针刺手法的发展，对于后世定量研究针刺的刺激量问题，具有一定的指导意义。

6. 丰富的催气、候气经验

《灵枢·九针十二原》强调："刺之要，气至而有效。"《素问·宝命全形论》有："经气已至，慎守勿失。"均强调得气的重要性。针刺得气是取得良好针刺治疗效果的重要保障。杨继洲在《针灸大成·卷二·标幽赋》的注解中也强调："宁失其时，毋失其气。""近气不失，远气乃来。""下针若得气来速，则病易痊，而效亦速也。气若来迟，则病难愈，而有不治之忧。"可见，想要针刺补泻手法更好地发挥作用，一定要在得气状态下进行。如何得气？杨继洲在《针灸大成》一书中有较多的论述，给出了催气、候气的操作方法，另外，他还强调了在候气过程中要注意守神的问题。

杨继洲在《针灸大成·卷四·三衢杨氏补泻》中给出了催气的方法。在针刺之前，可以通过按、押、循、摄、爪、切等方法导引气至。若下针后不得气，其主张选指搓、指循、爪摄手法以催气，如十二字分次第手法中的"循法"谓："凡下针，若气不至，用指于所属部分经络之路，上下左右循之。"而本节中的二十四式复式补泻手法，明确了操作时要得气，并有相应的描述，具体参见《三衢杨氏补泻》相关内容。

为了能够达到得气的目的，杨继洲还进一步给出了候气的方法。《针灸大成·卷二·标幽赋》曰："气之未至，或进或退，或按或提，导之引之，候气至穴而方行补泻。"杨继洲在《针灸大成·卷四·经经络迎随设为问答》的"问：候气之法何如"一问中，根据气来的几种情况，给出了不同情况下候气的方法。指出候气的时候要"左手手指闭其穴，心无内慕，如待贵人，伏如横弩，起若发机"；如气不至或气至缓慢，则"转针候气，令患人吸气，先左转针，如气不至，左右一提"；如气更不至，则"男即轻手按穴，谨守勿内；女即重手按穴，坚拒勿出"。通过以上方法，大多都可以得气，如果反复进行操作，仍然无法得气，则"不治"。在候气的时候，杨继洲除了应用常用手法外，还给予特殊的手法处理。在《针灸大成·卷四·经络迎随设为问答》的"问：容针空豆许"这一问中，杨氏进一步结合自己的经验，阐述了在进针候气的时候要"容针空豆许"。指出进针后"必先提退空歇，容豆许，候气至，然后迎之随之"。提示要将针稍稍向上提起，然后留有一个短暂的时间空歇，用以候气至，继而施以迎随补泻。杨继洲将这个短暂的停留时间和针向上稍微提起的空间，称为"容针空豆许"，体现了其针刺手法之精妙。

关于气未至和气已至的针下感觉，杨继洲在注解《标幽赋》当中给予了相应的解释。其曰："轻浮、滑虚、慢迟，入针之后值此三者，乃真气之未到；沉重、涩滞、紧实，入针之后值此三者，是正气之已来。"又曰："气既至，则针有涩紧，似鱼吞钩，或沉或浮而动；其气不来，针自轻滑，如闲居静室之中，寂然无所闻也。"杨继洲始终强调"以得气为度"，指出如果针下不得气，这种病就不能针治，同时给出了辨别邪气和谷气、气虚和气实的针下感觉。其言"邪气来者紧而疾，谷气来者徐而和，但濡虚者即是虚，但牢实者即是实"。

在操作的过程中，无论医生还是患者的状态，都有可能会影响到"气至"。无论医生还是患者，在治疗的时候心无外物，即"守神"，就变得十分重要。中医历来强调守神，"神"既包括患者之神气，也包括医生之精神。如《素问·针解》曰："神无营于众物者，静志观病人，无左右视也。义无邪下者，欲端以正也。必正其神者，欲瞻病人目，制其神，令气易行也。"指出在治疗过程中，医生既要守住自己的神气，又要能安定患者的神气，则气易行。杨继洲在《针灸大成》中，多次强调针刺时守神的原则。如《针灸大成·卷九·针邪秘要》中，他强调在针刺的时候先要"定神"，要求"医与病人，各正自己之神。神不定勿刺，神已定可施"。并且要"正色"，要求"持针之际，目无邪视，心无外想，手如握虎，势若擒龙"。在《针灸大成》卷三的注解《标幽赋》当中，杨继洲谈道："用针之士，贵乎专心诚意，而自重也。令目无他视，手如握虎，恐有伤也；心无他想，如待贵人，恐有责也。"这是指针刺的时候医生要守神。对于患者而言，也需要做到守神。《针灸大成·卷三·针内障秘歌》："安心定志存真气，念佛亲姻莫杂喧，患者向明盘膝坐，医师全要静心田。"指出医生在针刺治疗之前，要安心定志，内存真气，达到内心平静，在精神专注的时候再进行针刺治疗。对诊疗环境的要求是保持安静，患者家属等不能干扰。杨继洲在注解《标幽赋》又言"凡用针者，必使患者精神已朝，而后方可入针，既针之，必使患者精神才定，而后施针行气"。这是指患者在治疗的时候也要守神，使精神安定。这些内容均表明，杨继洲对于针刺时候所持的态度，要求医者能全神贯注，患者也精神内守。正如《灵枢·终始》所云："专意一神，精气之分，毋闻人声，以收其精，必一其神，令志在针。"否则，将会出现《素问·征四失论》所说的"精神不专，意不理，外内相失，故时疑殆"的不良后果。可见，杨继洲针刺疗效明显，其疗效不仅与针刺手法、选穴、辨证等方面有关，对于守神原则的坚持，也是保证疗效的一个重要方面。

（五）用穴精良，擅用要穴

1. 取穴少而精

从《针灸大成》收录的内容，能够看出杨继洲取穴精良的用意。《针灸大成》中，直接涉及临床治疗的针灸处方，包括卷二的《百症赋》《标幽赋》《席弘赋》《玉龙赋》《通玄指要赋》《灵光赋》《兰江赋》；卷三的《玉龙歌》《胜玉歌》《杂病穴法歌》《杂病十一穴歌》《长桑君天星秘诀歌》《肘后歌》《行针指要歌》；卷五的《脏腑井荥输经合主治》《十二经治症主客原络图》《八脉图并治症穴》《十二经井穴图》；卷七的《督任要穴图》；卷八的辑自《神应经》的共23门疾病的治疗，及中风、虚损、伤寒、杂病的证治；卷九的《治证总要》《名医治法》《东垣针法》《杨氏医案》等。这些内容中涉及的针刺处方，以单穴、2穴、3穴居多，少数穴位较多者也不过5

穴、6穴。如在《针灸大成》所收录的《胜玉歌》中，共涉及内科、外科、妇科、儿科、五官科、男科、骨伤科等学科的50多种病证，其中，取单穴治疗的病证有39处，用2穴治疗的为7处，其余为取3穴治疗者，50多种病证共用穴66个，取穴十分精简。杨继洲在《针灸大成·卷五·十二经井穴图》记载了在经脉循行路径上的病证，大多是取所病经脉的井穴，或针或灸或针灸并用，就可治愈。在《针灸大成·卷三·策》的《头不多灸策》中，杨继洲突出阐述了取穴要少而精的观点。从《头不多灸策》可以看出，"穴之在人身也，有不一之名，而灸之在吾人也，有至一之会"。此言人的身体有很多腧穴，各有不同的名称，医生在应用灸法的时候，应该注重使用诸经交汇的会穴。赵文炳在为《针灸大成》所写的序言中，曾谈及自己的亲身经历："……遂成痿痹之疾，医人接踵，日试丸剂，莫能奏功。乃于都门延名针杨继洲者，至则三针而愈。"说明杨继洲临床虽然用穴少，效果却很好，这是其取穴精良的最好佐证。在杨继洲医案中，取1穴的医案有7则，取2穴的9则，对于复杂病证一般亦只取3～4个穴。

在《针灸大成·卷四·经络迎随设为问答》的"问：经穴流注，按时补泻，今病有各经络，按时能去病否"一问中，杨继洲也阐述了不同病证用穴多寡的原因，具体还是要根据疾病新久、得病浅深来加以判断。如"新浅者，一针可愈；若深痼者，必屡针可除"，而"今人用一针不愈，则不再针"的做法是不可取的。同时还列举了朱丹溪、李东垣等人临床用药时亦有用一剂或数剂之不同，意在佐证其上述观点。杨继洲指出临床上必须要标本兼治，而一针就求速愈的做法，就可能造成"一针以愈其标，而本未尽除；或独取其本，而标复尚作"的情况，这是因为"病非独出于一经一络者，其发必有六气之兼感，标本之差殊"，所以"必数针方绝其病之邻"。可见要取穴精练，必须辨证准确，手法熟练，才能取得良好效果。

在《针灸大成》一书中涉及的针灸处方，虽然并非全部出自杨继洲本人，但应当是经过杨继洲同意收录的。临床医生参考这些简单的取穴方法直接用于治疗，就能够取得较好的治疗效果，应用起来简单、效验。这也是《针灸大成》至今仍被奉为针灸经典的一个重要原因。

2. 擅用要穴

从《针灸大成》中可以看出，要穴即是关键穴、重点穴，它既包括了特定穴、交会穴，也包括了奇穴、效穴。所谓特定穴是十四经穴中具有特殊治疗作用，并以特定称号概括的腧穴。根据其不同的分布特点、含义和治疗作用，分成"五输穴""原穴""络穴""郄穴""下合穴""俞穴""募穴""八会穴""八脉交会穴"和"交会穴"等。如《针灸大成·卷三·策》的《头不多灸策》有"不得其要，虽取穴之多，亦无以济之，苟得其要，则虽会通之简，亦足以成功"，就是提醒大家要重视会穴。特定穴在应用的时候，常常可以取得意想不到的效果，杨继洲十分重视特定穴的应用。如杨继洲在《针灸大成·卷二·标幽赋》中曰："五脏六腑之有病，必取此门、海、俞、募之最微妙。""经络血气凝结不通者，必取此原、别、交、会之穴而刺之。"此处用的大部分都是特定穴。

（1）会穴

会穴，即交会穴，是两条或两条以上经脉相互交会的部位。全身的会穴，根据书籍记载，有一百多个。临床以针刺治疗疾病的时候，应用这些会穴往往可以起到事半功倍的效果。在《针灸大成·卷三·策》的《头不多灸策》中，杨继洲突出阐述了取穴要取会穴的观点，其曰："穴之在人身也，有不一之名，而灸之在吾人也，有至一之会。"认为人的身体上有很多腧穴，各有不同的名称，医生在应用灸法的时候，应该重在使用经络交汇的会穴。认为会穴是能够贯通全身的穴位，即所谓"会也者，所以贯乎周身之穴也"，"人而知乎此焉，则执简可以御繁，观会可以得要，而按经治疾之余，尚何疾之有不愈"。如果不能了解会穴的重要性就进行施灸，就会在治疗过程中"散漫靡要，何以达其贯通之原"。可见，杨继洲不仅取穴精良，而且十分重视会穴，认为会穴可以"执简驭繁"。会穴当中，八会穴、八脉交会穴的应用是十分重要的。

（2）八会穴

八会穴，是脏、腑、气、血、筋、脉、骨、髓之精气分别会聚之处的八个腧穴。其中，脏会章门（肝经），腑会中脘（任脉），气会膻中（任脉），血会膈俞（膀胱经），筋会阳陵泉（胆经），脉会太渊（肺经），骨会大杼（膀胱经），髓会绝骨（胆经）。八会穴与所属的八个脏器的生理功能有着密切关系，并且与经穴中的某些特定穴有重复。例如，章门既是脏之会穴，又是心包之募穴。八会穴在临床上应用非常广泛，凡是与此八穴有关的病证，均可选用八会穴治疗。在杨继洲医案中，多次用到了八会穴，特别是其中的脏会中脘穴、腑会章门穴。如在杨继洲医案中，治疗旧知宋宪副公长子痞疾，针章门等穴而腹块即消；工部郎许鸿宇公患两腿风，日夜痛不能止，杨继洲建议"得其本穴会归之处"，进而取环跳（交会穴）、绝骨（髓会），即随针而愈。

（3）八脉交会穴

八脉交会穴，是奇经八脉与十二经脉经气相通的八个特定穴。公孙，通过足太阴脾经入腹会于关元，与冲脉相通；内关，通过手厥阴心包经起于胸中，与阴维脉相通；外关，通过手少阳三焦经上肩循臑会……天髎……肩井，与阳维脉相通；临泣，通过足少阳胆经过季胁，与带脉相通；申脉，通过足太阳膀胱经与阳跷脉相通；后溪，通过手太阳小肠经交肩会于大椎，与督脉相通；照海，通过足少阴肾经，循阴股入腹达胸，与阴跷脉相通；列缺，通过手太阴肺经循喉咙，与任脉相通。明·刘纯《医经小学·卷三·经脉交会八穴》载有八穴的歌诀："公孙冲脉胃心胸，内关阴维下总同。临泣胆经连带脉，阳维目锐外关逢。后溪督脉内眦颈，申脉阳跷络亦通。列缺任脉行肺系，阴跷照海膈喉咙。"在《针灸大成·卷二·标幽赋》中，杨继洲对"阳跷、阳维并督带，主肩背腰腿在表之病；阴跷、阴维、任、冲脉，去心腹胁肋在里之疑"注释记载："阳跷脉……通足太阳膀胱经，申脉是也。阳维脉者……通手少阳三焦经，外关是也。督脉者……通手太阳小肠经，后溪是也。带脉……通足少阳胆经，临泣是也。言此奇经四脉属阳，主治肩背腰腿在表之病。""阴跷脉……交贯冲脉，通足少阴肾经，照海是也。阴维脉者……通手厥阴心包络经，内关是也。任脉……通手太阴肺经，列缺是也。冲脉……通足太阴脾经，公孙是也。言此奇经四脉属阴，能治心腹胁肋在里之疑。"在临床上，八脉交会穴常配合应用。如：公孙配内关治心、胸和胃部疾患；后溪配申脉，治目内眦、颈项、耳、肩膊、小肠、膀胱部疾患；临泣配外关，治目外眦、耳后、颊、颈、肩、缺盆、胸膈部疾患；列缺配照海，治咽喉、胸膈部疾患。据杨继洲医案中记载，其遇户部王缙庵公乃弟患心痫疾数载，而刺照海、列缺，灸心俞等，也是八脉交会穴的配合应用。

（4）原穴和络穴

原穴，是脏腑的原气经过和留止的部位。十二经脉在腕、踝关节附近各有一个原穴，合为十二原穴。原穴在临床上可以治疗各自所属脏腑的病变，也可以根据原穴的反应变化，推测脏腑功能的盛衰。在杨继洲医案中也有应用原穴的记载，如治疗尚书王西翁乃爱颈项患核肿痛，取其原穴以刺之，随针而愈。

络穴，是络脉在本经别出部位的腧穴。十二经脉的络穴位于四肢肘膝关节以下，任脉络于鸠尾，督脉络于长强，脾之大络出于大包，合成十五络穴。

杨继洲取穴精良，不仅体现在善于应用单穴、验穴、奇穴，还表现在善于合理应用配穴方法。在针刺治疗方面，他十分重视原络配穴法的应用。

所谓原络配穴法，是取主经的原穴为主穴，取客经的络穴为配穴（客穴），先针刺主穴，后针刺配穴（客穴）的配穴方法。《灵枢·九针十二原》有"五脏有疾，当取之十二原"的记载，说明原穴在五脏疾病的治疗中具有重要作用。络穴，可治疗表里经的病证。杨继洲的主客原络配穴法，不仅用于治疗内脏方面的疾病，并且兼治表里经的疾病，用穴较少。

现根据《针灸大成·卷五·十二经治症主客原络图》的内容，将杨继洲十二经主客原络配穴及其主治的十二经病证归纳总结如下：肺主大肠客，主穴太渊（肺经原穴），客穴列缺（大肠经络穴）；大肠主肺客，主穴合谷（大肠原穴），客穴列缺（肺经络穴）；脾主胃客，主穴太白（脾经原穴），客穴丰隆（胃经络穴）；胃主脾客，主穴冲阳（胃经原穴），客穴公孙（脾经络穴）；心主小肠客，主穴神门（心经原穴），客穴支正（小肠经络穴）；小肠主真心客，主穴腕骨（小肠经原穴），客穴通里（心经络穴）；肾主膀胱客，主穴太溪（肾经原穴），客穴飞扬（膀胱经络穴）；膀胱主肾客，主穴京骨（膀胱经原穴），客穴大钟（肾经络穴）；三焦主心包络客，主穴阳池（三焦经原穴），客穴内关（心包经络穴）；心包络主三焦客，主穴大陵（心包经原穴），客穴外关（三焦经络穴）；肝主胆客，主穴太冲（肝经原穴），客穴光明（胆经络穴）；胆主肝客，主穴丘墟（胆经原穴），客穴蠡沟（肝经络穴）。以上均采用先主后客的刺法。

（5）井穴

井穴，是五输穴的一种，穴位均位于手指或足趾的末端处。《灵枢·九针十二原》记载"所出为井"，是指在经脉流注方面好像水流开始的泉源一样。"井"为地下出泉，形容脉气浅小。全身十二经脉各有一个井穴，故又称"十二井穴"。在《针灸大成·卷五·十二经井穴图》绘有十二经井穴图，描述了十二经病证，并给出了以针刺各经井穴为主的治疗方法，在治疗中常配合灸法一起应用。如手太阴井"人病膨胀，喘咳，缺盆痛，心烦……故邪客于手太阴之络而生是病。可刺手太阴肺经井穴，少商也，手大指侧。刺同身寸之一分……灸三壮。"在单独针刺井穴效果欠佳时，杨继洲还给出了配穴方法。如足太阳井"可刺足太阳膀胱井至阴……不已，刺金门五分，三壮；不已，刺申脉一寸三分"等。可以说，杨继洲丰富了井穴的配穴方法，以及刺灸方法。全国名老中医、享受国务院政府特殊津贴的著名针灸学家魏稼教授认为："张洁古、云岐子、罗天益用'大接经'针十二井穴治中风有独到之处，其后杨继洲又有发挥，治疗范围有所扩大，《针灸大成》'十二经井穴图'即据此经验总结而来。"

（6）奇穴

奇穴，是指不归属十四经，但具有一定名称、固定位置和一定主治作用的腧穴。奇穴是前人临床治疗多次效验的经验穴，是奇经八脉、络脉、经别、经筋、皮部、标本根结等经脉辅助系统气血到达的部位，它们与正经气血相旁通，是正经气血循行的延伸，是对十二正经循行体系不同层次的补充，所以奇穴有补充、辅佐正穴以治疗各种疾病的作用，临床上选用之常收到出奇制胜的效果。在《针灸大成·卷三·策》的《穴有奇正策》中，杨继洲表达了对于应用奇穴的看法："故善业医者，苟能旁通其数法之原，冥会其奇正之奥，时可以针而针，时可以灸而灸，时可以补而补，时可以泻而泻，或针灸可并举，则并举之，或补泻可并行，则并行之。"他认为，精于医术的人如果能够旁通数法的渊源，领悟奇穴正穴的作用奥妙，就能在需要的时候或针或灸，或针灸并用，或补泻兼施。只有既善用正穴又善用奇穴的医家，才能较好地掌握针刺技术。

在《针灸大成·卷七·经外奇穴》中，杨继洲列举了35个经外奇穴的名称、定位、主治和刺灸方法，体现了杨继洲应用奇穴的临床诊疗特点。从杨继洲医案来看，在医案当中多次用到经验效穴和奇穴。如治疗观政田春野公乃翁患脾胃之疾，艾灸中脘、食仓穴，其中，食仓穴就是一个经外奇穴。又如，杨继洲医案中，杨继洲用孙真人十三鬼穴治一妇人神志病。孙真人十三鬼穴之十三针之法为第一针人中，名鬼宫；第二针名鬼信，即少商；第三针名鬼垒，即隐白；第四针名鬼心，即大陵；第五针名鬼路，即申脉；第六针名鬼枕，即风府；第七针名鬼床，即颊车；第八针名鬼市，即承浆；第九针名鬼窟，即劳宫；第十针名鬼堂，即上星；第十一针名鬼藏（女即玉门头，男即会阴）；第十二针名鬼腿，即曲池；第十三针名鬼封，即舌下中缝。这里的舌下中缝即是奇穴。杨继洲应用奇穴的临床诊疗经验，值得后人借鉴。

杨继洲

临证经验

杨继洲长期从事医疗实践，行迹遍及闽（福建）、苏（江苏）、冀（河北）、鲁（山东）、豫（河南）、晋（山西）等地，治疗了无数的疑难杂症，在治疗的过程中积累了丰富的临床经验，这些临床经验至今仍被人们学习和借鉴。

一、脉诊优先，详察病机

杨继洲在书中多次提到通过脉诊来辨别虚实，分析病机，进而指导补泻。

（一）脉诊优先，指导临床

脉诊是中医最具特色的诊法之一，是中医诊疗过程中至关重要的一个环节。所谓脉诊，主要是根据脉象分析阴阳的偏盛，体察病邪之所在，探求五脏气血的寒热虚实，进而识病辨证，审证求机，指导处方用药，推断预后。在望闻问切四诊中，脉诊占有十分重要的地位。杨继洲作为一代名医，其对于脉诊的重视，在《针灸大成》中多处得到体现。

杨继洲在《针灸大成·卷二·标幽赋》的注解中，论及"欲知脏腑之虚实，必先诊其脉之盛衰，既知脉之盛衰，又必辨其经脉之上下"。他指出五脏之虚实可以表现为脉的盛衰，想要治疗疾病，需要先根据脉象进行辨证，辨脏腑虚实、辨经络上下。其明确提出在疾病治疗过程中，应先要通过脉诊进行辨证，正如他在《针灸大成·卷九·附杨氏医案》中所言："凡医之用药，须凭脉理。"在《针灸大成·卷四·经络迎随设为问答》的"问：虚实寒热之治"一问中，提出要通过诊查患者的人迎、气口脉，来判断阴阳、经络、寒热、血脉的情况。要"先诊人迎气口","切其九候之变易",根据脉诊来辨证。因脏腑虚实盛衰之不同,其所导致的病证亦各异,可以通过脉诊予以判断。杨继洲在《针灸大成·卷二·标幽赋》注解中有记载:"如脉之衰弱者,其气多虚,为痒为麻也。脉之盛大者,其血多实,为肿为痛也。"在治疗上采用"虚则补其母,实则泻其子"的原则,要根据脉诊来确定针刺补泻。如在本节的"问:子午补泻"一问之文末,有"子(合)穴:尺盛补之,顺其入也;午(荥)穴:寸盛泻之,顺其出也"的论述。其中,尺指寸口部的尺脉,寸指寸口部的寸脉。此言根据尺脉和寸脉的盛衰,确定腧穴的补泻。其在本节"问:补泻得宜(一)"一问中,就如何补泻论述了三种不同办法,分别是根据脉象、寒热及身体胖瘦、症状、疾病盛衰和针下感觉来进行补泻。如根据脉之动静,"脉急者,深纳而久留之;脉缓者,浅纳而疾发针;脉大者,微出其气;脉滑者,疾发针而浅纳之;脉涩者,必得其脉,随其逆顺久留之,必先按而循之,已发针疾按其穴,勿出其血;脉小者,饮之以药。"这里虽然重点谈的是针刺补泻,但从中也可以看出,杨继洲是十分重视脉诊的。

在杨氏医案中,脉诊优先应用得到了充分体现,其对脉理的研究比比皆是。从多个医案可以看出,杨继洲在治疗前都将脉诊作为首要诊查措施,通过脉诊辨别患者病机。如治疗滕柯山母手臂不举,诊其脉沉滑,判断痰在经络;治疗文选李渐庵公祖夫人患产后危证,诊其脉芤而歇止,判断此必得之产后恶露未尽,兼风邪所乘,阴阳邪正激搏;治疗大理李义河翁患两腿痛十余载,诊其脉滑浮,判断为风湿入于筋骨;治疗张相公患肛肿之疾,诊其右寸浮数,右寸为肺舍,脉浮数为外感风热之邪,诊断其为"肺金受风热而移于大肠之中"。这些医案所记载的内容,均是杨继洲重视脉诊的有力证据。

（二）详察病机，辨证论治

杨继洲不仅注重脉诊对于疾病诊断的作用，还十分重视病机在疾病治疗中的作用，认为一切治疗应当以病机为导向。如在《针灸大成·卷四·经络迎随设为问答》的"问：虚实寒热之治"一问中，即是根据不同病机确定不同的治法，因势利导地进行治疗。其曰："稽留不到者，因而迎之。气不足者，积而从之。大热在上者，推而下之。从下止者，引而去之。大寒在外者，留而补之。入于中者，从而泻之。上寒下热者，推而上之。上热下寒者，引而下之。寒与热争者，导而行之。菀陈而血结者，刺而去之。"又如，其在书中本节"问：顺逆相反之由"一问中，论及厥是"卫气独不得循于常道"所致，并据此选择热厥和寒厥的不同刺法。刺热厥，"二刺阴，一刺阳"；刺寒厥，"二刺阳，一刺阴"；若久病之人，邪气深入，当"深入而久留，须间日而复刺，必先调其左右，去其血脉"。

杨继洲在正确判断病机的基础上，准确地辨证论治，体现在治疗部位、补泻方法、刺激量等方面。如《针灸大成·卷二·标幽赋》当中提出："春病在毫毛腠理，夏病在皮肤。故春夏之人，阳气轻浮，肌肉瘦薄，血气未盛，宜刺之浅；秋病在肉脉，冬病在筋骨，秋冬则阳气收藏，肌肉肥厚，血气充满，刺之宜深。"此言针刺时间不同，病机病位不同，进针之深浅有别。在《针灸大成·卷四·经络迎随设为问答》的"问：阴阳居易之理"一问中，杨继洲阐述了阴阳居易的道理，这是疾病发病的原因。他认为阴阳居易是"阴阳相乘之意"，阴阳"相易而居"，"阳入阴分，阴出阳分"。究其根本，或者是由于"荣气衰少，而卫气内伐；或因卫气衰少，而荣气外溢"，导致气血不能各守其位。其中，痛证的病因为气聚，是实证；痒证的病因为气散，是虚证。发病起于阴或起于阳，在治疗上有不同。"病先起于阴者，法当先治其阴，而后治其阳也。病先起于阳者，法当先治其阳，而后治其阴也。"由于痛证为阴，痒证为阳，针刺的深度也不同，痛证"法当深刺"，痒证"法当浅刺"。

中医强调辨证论治，针灸学尤其强调经络辨证。由于经络有一定的循行部位和脏腑属络，因而可反映经络本身及所属脏腑的病变。临床当根据疾病的症状，结合经脉循行部位及所联系脏腑，作为辨证归经的依据，并确定发病原因、病变性质及病机，即经络辨证。在《针灸大成·卷五·十二经井穴图》的相关论述中，就记载了十二经络循行部位的不同病证，并给予相应治疗，是杨继洲经络辨证的集中体现。

杨继洲重视辨证论治，还体现在思辨的多种形式上，如辨部位、辨病情轻重、辨病在局部的外感皮毛还是在经络、辨寒热等。如在《针灸大成·卷四·经络迎随设为问答》的"问：皮肉筋骨脉病"一问中，他指出，针刺的时候要注意针刺的深浅，不能太过和不及。在针刺的过程中，不仅要辨证论治，也要辨部位论治。其曰："一曰皮肤，二曰肌肉，三曰筋骨。""至于部分有浅深之不同，却要下针无过及为妙也。"在"问：刺有久速"一问中，杨继洲阐释了治疗需要"量病轻重而行"，根据疾病的轻重来决定补泻。所谓"轻者一补一泻足矣，重者至再至三也"，是指明病情轻者一补一泻即可，重者可以再次行针，或三次行针进行治疗。在"问：补泻得宜（二）"一问中，杨继洲在论及针刺补泻时指出，若病在局部，邪从内外侵袭，可用一左一右的子午补泻法；若病在三阴三阳，可用子午流注法补泻，即"荥输呼吸出纳是也"。在《针灸大成·卷四·经络迎随设为问答》的"问：补泻得宜（一）"一问中，他指出，要辨别疾病寒热，有病道远者，一定要先使气直到病所，然后根据寒热的不同情况，"寒即进针少许，热即退针少许，然后却用生成息数治之。"而弹、爪、提、按之类的手法，则不论辨证为何，均可以应用的。

二、针药并重，综合调养

针灸和药物是临床治疗的两个重要手段，在临床应用过程中，根据患者的不同情况，给予不同的治疗手段。杨继洲在《针灸大成》一书中多处体现了针药结合、针药并重的观点，或针灸与药物结合，或针刺与药物并行，或艾灸与药物共用，根据患者病情，给予多种治疗方式进行组合。为了提高疗效，杨继洲在治疗时、治疗后又给出了多种调摄的方法。

（一）针药结合，重视灸法

《内经》当中论述了针灸和药物的关系，如《素问·移精变气论》曰："毒药治其内，针石治其外。""病形已成，乃欲微针治其外，汤液治其内。"《灵枢·禁服》曰："盛则徒泻之，虚则徒补之，紧则灸刺且饮药，陷下则徒灸之，不盛不虚，以经取之。所谓经治者，饮药，亦用灸刺。"此外，据《史记·卷一百五·扁鹊仓公列传》记载，扁鹊治虢太子之病，先刺百会穴，继用药熨，最后服汤药而愈，可算是针、灸、药并用的先例。从战国时期，到明清时代，针灸和药物一直是临床治疗的主要手段。历史上自隋唐开始有比较明确的医学分科，唐·孙思邈在《备急千金要方·卷三十·针灸下》中明确提出"针灸须药""知针、知药，固是良医"。杨继洲擅长的是针灸，认为"劫病之功，莫捷于针灸"（《针灸大成·卷二·标幽赋》），同时他又十分重视针灸、药物的配合作用，主张针灸和药物相结合，根据病情需要，各取所长。在《针灸大成》一书中，有多处体现了针与灸结合、针灸与药物结合。

1.针、灸、药结合

杨继洲在《针灸大成·卷三·策》的《诸家得失策》中明确阐述了针药结合的观点。如"疾在肠胃，非药饵不能以济；在血脉，非针刺不能以及；在腠理，非熨煤不能以达，是针灸药者，医家之不可缺一者也。"杨继洲指出，由于导致疾病的原因不同，邪气客于人体之部位有异，因而治疗当采用针灸与药物相配合的方式。针刺擅长于行气，灸法擅长于散邪，汤药擅长于治内。杨继洲又对当时弃针灸而唯重药物的做法提出质疑，认为"夫何诸家之术惟以药，而于针灸则并而弃之，斯何以保其元气"，认为许多医生治病只用药物，针刺和艾灸都弃而不用的做法，对于病人的治疗是没有益处的，难以保全病人的元气，也是导致不能"寿民"的原因。他提出针灸药"不可缺一"的观点，认为针灸、药物各有所长，在治疗中不能互相取代。他在《诸家得失策》中有："其致病也，既有不同，而其治之，亦不容一律，故药与针灸不可缺一者也。"又在《针灸大成》卷四的《经络迎随设为问答》一节中，重申了针刺长于行气，艾灸长于散郁；针刺长于治外，汤药长于治内的观点。杨继洲认为，针灸和药物相比，其优势在于"药饵或出于幽远之方，有时缺少，而又有新陈之不等、真伪之不同，其何以奏肤功、起沉疴也？惟精于针，可以随身带用，以备缓急"（《针灸大成·卷二·通玄指要赋》）。针灸与药物结合，不仅能提高疗效，针灸也是比药物更方便携带和操作的方法。

　　临床应用上，他针对患者具体情况，常常是针与灸并用，或针与药并用，或同一病人针、灸、药三者并用。《针灸大成》还记载了很多针药结合的具体论述。如在《针灸大成·卷二·标幽赋》注解当中，杨继洲对于内外两感的痼疾，治疗策略是"刺针以调经络，汤液引其荣卫"。又如，《针灸大成·卷三·针内障秘歌》有"察他冷热虚和实，多惊先服镇心丸，弱翳细针粗拨老，针形不可一般般"的论述。此言治疗内障时，需要根据具体辨证情况，先服用药物解决多惊的问题，然后再配合针刺治疗内障。接下来，秘歌又记载治疗的时候"若然头痛不能忍，热茶和服草乌烟"。此言治疗时若出现头痛难忍的情况，可以配合热茶和服制草乌以止痛。可见，很多疑难杂症，都需要针药结合治疗。在杨继洲医案中，也多处体现了针、灸、药物相结合的治疗特点。如杨继洲医案共记载医案33例。其中，针、灸结合12例，针、药结合4例，灸、药结合1例，针、灸、药结合2例；单用灸1例，单用药4例，针刺加手法9例。在这33例医案中，或针灸结合，或药灸结合，或针灸药结合，这样的复合治疗的方法共19例。能够看出，杨继洲在临床诊疗过程中，十分重视针灸和药物方法相结合。如痫证，取鸠尾、中脘、曲池、肩髃，配化痰健脾药，针药结合；崩漏，取膏肓、足三里，配羌活汤，灸药结合；痔疾，取章门，先针后灸，配蟾蜍丸药。具体详见杨继洲医案部分，此不赘述。

有鉴于杨继洲针、灸、药"不可缺一"的理论观点和实践证明，"十三五"规划教材、全国高等中医药研究生教材《针灸流派概论》将杨继洲与孙思邈、张介宾共同列为针药并重派的代表人物。

2. 重视灸法

《针灸大成》的多个章节均有大量涉及灸法的临床应用，既有针刺和艾灸的结合应用，也有灸法的独立应用，体现了杨继洲对于灸法的重视。《针灸大成·卷五·八脉图并治症穴》曰："或用艾灸亦可……不可专拘于针也。"而在《针灸大成·卷九》中，杨继洲大篇幅收录了灸法相关内容，涉及灸法取穴、疾病治疗、灸法补泻、发灸疮以及灸后调摄等。

在《针灸大成·卷五·十二经井穴图》中，杨继洲不仅将十二经病证与病机相结合，更是将针刺与艾灸相结合。尤其在灸量的把握上，反映出杨氏运用艾灸的临床经验。现将杨继洲十二经病证的井穴治疗整理如下：

手太阴肺经证治：临床表现为膨胀，喘咳，缺盆痛，心烦，掌热，肩背疼，咽痛喉肿。治疗上取穴少商（手太阴井穴）。具体操作：刺同身寸之一分，行六阴之数各一痏，左取右，右取左，如食顷已。配合灸三壮。

手阳明大肠经证治：临床表现为气满，胸中紧痛，烦热，喘而不已息。

治疗上取穴商阳（手阳明井穴）。具体操作：刺入一分，行六阴之数，左取右，右取左，如食顷已。配合灸三壮。

足阳明胃经证治：临床表现为腹心闷，恶人火，闻响心惕，鼻衄唇喎，疟狂，足痛，气蛊，疮疥，齿寒。治疗上取穴厉兑（足阳明井穴）。具体操作：刺一分，行六阴数，左取右，食顷已。

足太阴脾经证治：临床表现为尸厥暴死，脉犹如常人而动。治疗上取穴初刺足太阴脾隐白，二刺足少阴肾涌泉，三刺足阳明胃厉兑，四刺手太阴肺少商，五刺手少阴心少冲。具体操作："五井穴各二分，左右皆六阴数。不愈，刺神门；不愈，以竹管吹两耳，以指掩管口，勿泄气，必须极吹蠲，才脉络通，每极三度。"严重者灸维会（百会）三壮。

手少阴心经证治：临床表现为心痛烦渴，臂厥，胁肋疼，心中热闷，呆痴忘事，癫狂。治疗上取穴少冲（手少阴井穴）。具体操作：刺一分，行六阴数，右取左。灸三炷，如麦大。若灸后不愈，复刺神门穴。

手太阳小肠经证治：临床表现为颔肿，项强难顾，肩似拔，臑似折，肘臂疼，外廉痛。治疗上取穴少泽（手太阳井穴）。具体操作：刺一分，六阴数，各一痏，左病右取。灸如小麦炷，三壮止。

足太阳膀胱经证治：临床表现为头项肩背腰目疼，脊痛，痔，疟，癫狂，目黄泪出，鼻流血。治疗上取穴至阴（足太阳井穴）。具体操作：行六阴数，不已，刺金门五分，灸三壮；不已，刺申脉一寸三分，如人行十里，愈。如果患者有所坠，瘀血留腹内，满胀不得行，先以利药，次刺然谷前脉出血立已。不已，刺冲阳三分（胃之原）及大敦见血（肝之井）。

足少阴肾经证治：临床表现为卒心痛，暴胀，胸胁支满。治疗上取穴涌泉（足少阴井穴），具体操作：刺三分，行六阴数，见血出，令人立饥欲食，左取右。素有此病新发，刺五日愈。配合灸三壮。

手厥阴心包经证治：临床表现为卒然心痛，掌中热，胸满膨，手挛臂痛，不能伸屈，腋下肿平，面赤目黄，善笑，心胸热，耳聋响。治疗上取穴中冲（手厥阴井穴），具体操作：刺一分，行六阴数，左取右，如食顷已。配合灸三壮，如小麦炷。

手少阳三焦经证治：临床表现为耳聋痛，目疼，肘痛，脊间心后疼痛剧烈。治疗上取穴关冲（手少阳井穴），具体操作：刺一分，各一痏，右取左，如食顷已。如果灸三壮仍不缓解，复刺中渚。

足少阳胆经证治：临床表现为胸胁足痛，面滞，头目疼，缺盆腋肿汗多，颈项瘿瘤强硬，疟生寒热。治疗上取穴足窍阴（足少阳井穴），具体操作：刺一分，行六阴数，各一痏，左病右取，如食顷已。配合灸三壮。

足厥阴肝经证治：临床表现为卒疝暴痛，及腹绕脐上下急痛。治疗上取穴大敦（足厥阴井穴），具体操作：行六阴数，左取右，素有此病再发，刺之三日已。配合灸五壮止。

以上可见，杨继洲治疗十二经脉病证，擅取井穴，行六阴数；除胃经以外，其他经病证的治疗，均配合应用了灸法；而膀胱经病证的治疗，更是针、灸、药三者相结合。其中，艾灸治疗明确给出了灸量，大多为三壮，还有的给出了艾炷大小。此外，在《针灸大成·卷七·经外奇穴》中展现出来的临床治疗方法大多数也都单独或者配合应用了灸法。而在《针灸大成·卷九·杨氏医案》中辑录的33则针灸医案中，涉及灸法的医案有16则。正如王焘在《外台秘要·卷十四·中风及诸风方一十四首》中所言："是以御风邪以汤药、针灸、蒸熨，随用一法，皆能愈疾，至于火艾，特有奇能，虽曰针汤散，皆所不及，灸为其最要。"

杨继洲对于灸量的界定，具有自己独到的见解，《针灸大成》卷九辑录的大部分内容是与艾灸相关的。杨继洲主要从艾炷大小、患者年龄、病情等来确定灸量。如书中记载艾炷大小时，出现了小麦大、半枣核大、绿豆大、粟米大、鼠粪大、雀粪大、筋头大、豆大等，用这些形象的比喻来形容艾炷大小，以控制灸量。根据年龄确定灸量，在《针灸大成·卷九·艾炷大小》记载："小儿七日以上，周年以还，炷如雀粪。"根据具体的病情、病性确定灸量，如书中同节记载："其病脉粗细，状如细线，但令当脉灸之。雀粪大炷，亦能愈疾。又有一途，如腹胀、疝瘕、痃癖、伏梁气等，须大艾炷。"在本书医案中，杨继洲治疗公子箕川公长爱所患惊风，灸中冲、印堂、合谷等穴数十壮，亦是根据其病势轻重判断采用的灸量。

宋代，化脓灸已经得到了众多医家的重视，大家均强调发灸疮对于提高疗效的重要性，认为灸疮的发与不发是取效与否的关键。为了促进施灸处化脓，可以采用多种发灸疮的方法。关于发灸疮，在《针灸甲乙经·卷三·足太阳及股并阳跷六穴凡三十六穴第三十五》始有相关记载："欲令灸发者，灸履熨之，三日即发。"这种"发灸疮"的观点，影响后世许多医家，人们纷纷强调"用灸必发疮"。因而，出现多种促进灸疮发的方法，如"发灸疮法""淋洗灸疮法""贴灸疮法"等。这种发灸疮的观点，也深深地影响着杨继洲。

杨继洲在《针灸大成·卷九·灸疮要发》中记载："凡着艾得疮发，所患即瘥，若不发，其病不愈。"此言灸疮不发则会直接影响到艾灸的效果，因此又论述了发灸疮的方法。如其在《针灸大成·卷九·〈宝鉴〉发灸法》记载："气不至而不效，灸亦不发。盖十二经应十二时，其气各以时而至，故不知经络气血多少，应至之候，而灸之者，则疮不发，世医莫之知也。"认为发灸也需要气至，了解气至的"应至之候"，就需要知晓十二经气血多少，以及子午流注的规律。本卷《灸疮要发》记载："灸疮不发者，故履底灸令热，熨之，三日即发。今人用赤皮葱三五茎去青，于煻灰中煨热，拍破，热熨疮上十余遍，其疮三日遂发。又以生麻油渍之而发，亦有用皂角煎汤，候冷频点之。而亦有恐血气衰不发，服四物汤，滋养血气，不可一概论也。有复灸一二壮遂发，有食热灸之物，如烧鱼、煎豆腐、羊肉之类而发，在人以意取助，不可顺其自然，终不发矣。"讲述了履底灸令热、用煨熟的赤皮葱茎热熨发疮部位、生麻油浸、皂角汤频点、服用四物汤滋养血气、复灸一二壮等方法。在这段文字当中，还明确记载了食用热灸之物令发疮的方法。食用烧鱼、煎豆腐、羊肉等容易生热助火的食物，可以促进发疮。通过饮食调摄促进发灸疮的方法，食材简单，操作方便，将促发灸疮融入日常饮食当中，值得今人认真学习和借鉴。

另外，古人认为，灸疮要"得脓出多而疾除"，为了能够让脓出多，有贴灸疮的方法。在《针灸大成·卷九·贴灸疮》记载了相应的方法："春用柳絮，夏用竹膜，秋用新绵，冬用兔腹下白细毛，或猫腹毛。"但在杨继洲那个时代，更多的是用膏药来贴灸疮。并认为"今人多以膏药贴之，日两三易，而欲其速愈，此非治疾之本意也。但今世贴膏药，亦取其便，不可易速，若膏药不坏，唯久久贴之可也。若速易，即速愈，恐病根未尽除也"。表明用膏药贴灸疮不能求速愈，而应当尽量使脓液尽出，以去除病根。并在本卷《灸疮膏法》中记载了配置贴灸疮膏药的方法："用白芷、金星草、淡竹叶、芩、连、乳香、当归、川芎、薄荷、葱白等，炒铅粉、香油煎膏贴。如用别膏不对症，倘疮口易收，而病气不得出也。如用别物，干燥作疼，亦且不便。"

在护理灸疮方面，杨继洲在本卷《洗灸疮》中详细论述了洗灸疮的方法："古人灸艾炷大，便用洗法。其法以赤皮葱、薄荷煎汤，温洗疮周围，约一时久，令驱逐风邪于疮口出，更令经脉往来不涩，自然疾愈。若灸火退痂后，用东南桃枝青嫩皮煎汤温洗，能护疮中诸风；若疮黑烂，加胡荽煎洗；若疼不可忍，加黄连煎，神效。"从文中可以看出，洗灸疮的目的，一方面是减轻不适症状，促进疮口愈合，另一方面，通过洗灸疮，有助于病邪从疮口排除，促进病愈。

灸后调摄也是灸法治疗的一部分。《针灸大成》卷九的《灸后调摄法》

给予了相应的记载:"灸后不可就饮茶,恐解火气;及食,恐滞经气,须少停一二时,即宜入室静卧,远人事,远色欲,平心定气,凡百俱要宽解。尤忌大怒、大劳、大饥、大饱、受热、冒寒。至于生冷瓜果,亦宜忌之。惟食茄淡养胃之物,使气血通流,艾火逐出病气。若过厚毒味,酗醉,致生痰涎,阻滞病气矣。鲜鱼鸡羊,虽能发火,止可施于初灸十数日之内,不可加于半月之后。"从饮食、起居、情志、房事、环境等方面,对于灸后患者进行调护。杨继洲认为,有人提及应用灸法之后,效果不理想,甚至不仅没有效果,反而不利于病情。这些并不是灸法本身的问题,而是治疗之后人们不懂得灸后调摄,未能重视调养造成的结果。

按照杨继洲所论,发灸疮,不发者通过多种方式促进疮发,或者通过自制灸疮膏进行贴灸疮。疮发后可洗疮令邪气出,同时注重灸后调摄,注意安静调养,调畅情志,饮食宜忌等,这样,发灸疮就能收到良好的治疗效果。这些关于发灸疮(化脓灸)的操作内容,对于现代临床灸法的应用,都是十分重要的参考。在《针灸大成·卷九·治症总要》的"一论中风"里,论述防治中风时,急灸三里、绝骨,并通过"生葱、薄荷、桃、柳叶,四味煎汤淋洗,灸令祛逐风气自疮口出"。这是杨继洲应用化脓灸防治疾病的临床经验。但关于化脓灸的应用,在《针灸大成》的医案中并没有论及。

杨继洲重视灸法,不仅体现在对于灸法的应用上,也注重对于灸法理论问题的探讨。如《针灸大成·卷三·策》辟有专篇《头不多灸策》,阐述了杨继洲有关头部不可过多施灸的观点。其曰:"首为诸阳之会,百脉之宗,人之受病固多,而吾之施灸宜别。若不察其机而多灸之,其能免夫头目旋眩、还视不明之咎乎?不审其地而并灸之,其能免夫气血滞绝、肌肉单薄之忌乎?是百脉之皆归于头,而头之不可多灸。"头不多灸的观点,至今仍具有重要临床指导意义。

（二）综合调养，加强疗效

杨继洲不仅重视具体的治疗，而且十分重视治疗时以及治疗之后的综合调养。应当说，综合调养也是杨继洲治疗的一个部分。

杨继洲认为，日常调摄是疾病预防的一部分。其在《针灸大成·卷三·策》的《针有深浅策》中，探讨疾病原因的时候指出"抑论寒热之原，非天之伤人，乃人之自伤耳"，就寒热等病因的根源而论，并非外在因素伤人，而是人体自身正气损伤导致的。又列举了常见的自伤的原因，如沉浸于女色，崇尚于外物的华美，嗜食厚味，不愿意劳作等。最终，"元阳丧，正气亡，寒毒之气，乘虚而袭"，日渐衰落的元阳、正气，最终不敌病邪侵袭，发为疾病。如果能"养灵泉于山下，出泉之时，契妙道于日落，万川之中，嗜欲浅而天机深，太极自然之体立矣。寒热之毒虽威，将无隙之可投也"。给出了人们预防疾病的方法，即炼气于丹田之下，使真气充足，则寒热等外邪虽然凶猛，也将无法伤害机体，即"正气存内，邪不可干"。杨继洲进一步指出，"夫人与其治病于已病之后，孰若治病于未病之先"，他的这种观点，正是中医治未病思想的体现。

杨继洲重视未病先防的日常养护，也重视疾病治疗当中以及治疗之后的调养。如，杨继洲在《针灸大成·卷三·诸家的失策》中，记载了治疗疾病时要"施之以动摇进退，搓弹摄按之法；示之以喜怒忧惧，思劳醉饱之忌"。要求医生既要熟练地运用针法，又要注意加强患者的日常调护，告诉病人禁忌七情过激、劳累、醉酒、过饱等，这样才有助于阴阳平和，使腠理、血脉、四肢百骸之气血流畅。又如，在《针灸大成·卷三·针内障要歌》中，记载了内障用金针拨除后的调护方法，需要"绵包黑豆如球子，眼上安排慢熨之"，用热熨的办法帮助患眼康复。对于金针拨障后患者的综合调养，不仅体现在热熨患处，也体现在日常调护方面。如要求患者"头边镇枕须平稳；仰卧三朝莫厌迟"。即采取仰卧位，枕头相对平稳，不能太高，静卧三天。如果遇到脑风发作，要用针刺或者火熨的方法，可含服盐白梅（盐白梅，是把青梅用盐液浸渍，日晒夜渍十日即成，可用于除痰，常用治中风、惊痫、喉痹、痰厥僵仆、牙关紧闭、烦渴、霍乱、吐下泻痢等病证），有助于止吐。患者要注意自我休养，不可"高声叫唤"，不能有"私人欲"，需要无欲无求，也不能受到惊吓和震动，否则可能会出现患眼"睛轮见雪飞"的情况。患者若欲大小便，应该在起身时有人扶持；三七天不用水洗脸，目的是不让手术部位的针眼沾水，防止出现疼痛的情况。金针拨障后的一年之内，患者要忌"五辛酒面"，出门的时候要慢慢行走。这些日常调摄，对于金针拨障术后患者的预后是有很大影响的，至今对于内障术后康复，仍然具有一定的指导意义。再如，《针内障秘歌》记载了"病虚新瘥怀妊月，针后应知将息难"。此言久病体虚、新病刚刚痊愈，或怀孕的妇女，这几类人群相对恢复较慢，针后要注意休息调养，否则会影响治疗效果。

在杨继洲医案中，也有综合调养观的体现。如治疗员外熊可山公患痢兼吐血不止案，在刺灸后嘱咐"饮食后不可多怒气，以保和其本"，不然就可能会出现"正气乖而肝气盛，致脾土受克"，甚至会出现"计日而复"的情况。在日常饮食调护方面，杨继洲在治疗武选王会泉公亚夫人患危异之疾，半月不能饮食，在针刺内关二穴后即能饮米饮，之后"徐以乳汁调理而愈"。这种重视日常调护的做法，对于满足当代人们的健康需求是十分重要的。

综上，杨继洲不仅重视通过日常养生保健预防疾病，也重视患病中、患病后的综合调养，这与西医学的三级预防观念是一致的。

三、强调实践，灵活变通

从《针灸大成》的序言和杨继洲医案中我们不难看出，杨继洲是临床技术十分高超的医生，而精湛的医术不仅要有深厚的理论作基础，更要有无数的临床实践为支撑。他十分重视临床实践，这可能与其多年从事御医的职业生涯有关。身为御医，治疗的患者以官宦人家居多，这就要求他必须在实践中积累高超的医术，否则在给官宦诊疗的过程中，稍有不慎就可能招来杀身之祸。因此，不得有丝毫大意，临床务求严格诊疗，注重实效。

杨继洲注重临床实践，如在《针灸大成·卷二·金针赋》的注解中，他就指出针刺鸠尾穴"非高手勿轻下针"，针肩井穴时当防晕针；对于腹针法，更慎重地告诫"初学者不可轻用"，这些告诫，应当都是从无数临床实践中总结出来的。《针灸大成·卷七·经外奇穴》论述金针拨内障时说："睛中二穴，在眼黑珠正中。取穴之法：先用布搭目外，以冷水淋一刻，方将三棱针于目外角，离黑珠一分许，刺入半分之微，然后入金针，约数分深，旁入自上层转拨向瞳仁轻轻而下，斜插定目角，即能见物，一饭顷出针，轻扶偃卧，仍用青布搭目外，再以冷水淋三日夜止。初针盘膝正坐，将箸一把，两手握于胸前，宁心正视，其穴易得。治一切内障，年久不能视物，顷刻光明，神秘穴也。"杨继洲不仅详细地叙述了上述取穴和治疗的操作步骤，而且还在文末强调"凡学针人眼者，先试针内障羊眼，能针羊眼复明，方针人眼，不可造次"。谆谆告诫同行，唯恐有所闪失。其主张用羊眼练习金针拨障，进而应用于人眼，这种通过动物练习操作，以保证在人身上治疗安全的做法，在当时是非常难得的。

杨继洲的临床经验还体现于在实践中灵活变通地处理实际问题。如在《针灸大成·卷五·八脉图并治症穴》中，他提出治疗过程中"在乎临时机变，不可专拘于针也"。在《针灸大成·卷三·策》的《穴有奇正策》中，他还提出"盖人之肌肤，有厚薄，有深浅，而火不可以概施，则随时变化而不泥于成数者"。认为人的肌肉、皮肤，有厚薄、深浅的不同，而艾灸不能一概而论，应根据具体情况而变化，不能拘泥于常数。在手法补泻方面，杨继洲的灵活变通也有体现。如《针灸大成·卷四·经络迎随设为问答》之"问：呼吸之理"一问中，杨继洲论述呼吸补泻时有："乃各随其病气，阴阳寒热而用之，是为活法，不可误用也。"在"问：针入几分，留几呼"一问中，论及操作时又言"不如是之相拘"，意思是不必拘泥于针入几分，留几呼。认为肌肉深浅不同，疾病治愈有快有慢，所以"若肌肉厚实处，则可深；浅薄处，则宜浅"，针对于疾病则"病去则速出针，病滞则久留针"。而在"问：补泻有不在井荥俞经合者多，如何"一问中，论及治疗头面五官疾病的取穴多在头面上，叫作"病在上，取之上"。以此说明针刺补泻时，未必拘泥于井荥输经合五输穴，具体的取穴方法可随症变化。在《针灸大成·卷四·三衢杨氏补泻》中，论十二经分次第手法中的苍龙摆尾时，杨继洲提出"或用补法而就得气，则纯补；补法而未得气，则用泻，此亦人之活变也"。说明杨氏在应用针法时能灵活运用，不拘泥固定的刺法。

杨继洲通晓医理，阅读了大量医学典籍，汲取了很多前贤的经验。但在他看来，"圣人之情，因数以示，而非数之所能拘；因法以显，而非法之所能泥"（《针灸大成·卷三·策》）。他认为圣人的用意是用数来启发后人，而不是用数来拘束后人；用法来启示后人，而不是用法来约束后人。他认为，"治法因乎人，不因乎数，变通随乎症，不随乎法，定穴主乎心，不主乎奇正之陈迹"。由此可见，杨继洲在临床实践中，治疗上因人而异，不拘泥于定数；治法也随症变化，不拘泥于固定治法；在具体定穴上，基于自己的认识，不墨守成规。他的灵活变通，是其治疗有较好效果的原因之一。

四、杨氏医案，经验荟萃 🕊

在《针灸大成·卷九·杨氏医案》中，记载了杨继洲临证的 33 个医案，这些医案集中体现了杨继洲针灸的临证经验和证治特点。

案例 1：

乙卯岁，至建宁。滕柯山母患手臂不举，背恶寒而体倦困，虽盛暑喜穿棉袄，诸医俱作虚冷治之。予诊其脉沉滑，此痰在经络也。予针肺俞、曲池、三里穴，是日即觉身轻手举，寒亦不畏，棉袄不复着矣，后投除湿化痰之剂，至今康健，诸疾不发。若作虚寒，愈补而痰愈结，可不慎欤！

——《针灸大成·卷九·杨氏医案》

按语：患者脉沉滑，杨继洲认为此属"痰在经络"。手臂不能上举，是痰在经络，气血痹阻不通所致，病属痹证范畴。曲池、手三里为手阳明大肠经穴，阳明经多气多血，主润宗筋。调理曲池、手三里，能够疏通经络，调理气血；配伍肺俞，可祛湿化痰，共奏疏通经络，祛湿化痰之效。同时，配以除湿化痰之剂，针药结合，正如杨继洲在《针灸大成·卷三·策》的《诸家得失策》里所言"人之天地，天地之气，不能以恒顺，而必待于范围之功；人身之气，不能以恒平，而必待于调摄之技，故其致病也，既有不同，而其治之，亦不容一律，故药与针灸不可缺一也"。充分体现了杨继洲针灸药并用的治疗原则。

案例 2：

戊午春，鸿胪吕小山患结核在臂，大如柿，不红不痛。医云是肿毒。予曰：此是痰核结于皮里膜外，非药可愈。后针手曲池，行六阴数，更灸二七壮，以通其经气，不数日即平妥矣。若作肿毒，用以托里之剂，岂不伤脾胃清纯之气耶。

——《针灸大成·卷九·杨氏医案》

按语：此案结核"不红不痛"，杨继洲辨证为"痰核结于皮里膜外"。因其属痰浊凝聚所致，故以祛痰通络散结为本案治法。又因"疾在肠胃，非药饵不能以济；在血脉，非针刺不能以及；在腠理，非熨焫不能以达"，故采取针刺和艾灸相结合之法。针刺曲池并行泻法，祛痰散结以除其有形之痰。曲池在手臂，属于局部取穴，曲池又是五输穴之一。配合艾灸温阳散结，患者"不数日即平妥矣"。鸿胪寺是专司典礼仪式的衙门，例无外任，说明吕小山也是一位官员。

案例3：

己巳岁夏，文选李渐庵公祖夫人患产后血厥，两足忽肿大如股，甚危急。徐、何二堂尊召予视之，诊其脉芤而歇止，此必得之产后恶露未尽，兼风邪所乘，阴阳邪正激搏，是以厥逆，不知人事，下体肿痛，病势虽危，针足三阴经，可以无虞。果如其言，针行饭顷而苏，肿痛立消矣。

——《针灸大成·卷九·杨氏医案》

按语：产后血厥是产科临床常见的危重病症。多因产后血气暴虚，营阴下夺，虚阳上犯清窍；或产时感寒，恶露不下，瘀血内停，气逆于上，扰乱心神而导致。本案患者脉芤而歇止，杨继洲辨证为产后恶露未尽，复感风邪，导致正邪相争。产后阴血骤虚，虚阳上浮，血瘀与血虚并存，气机失调；正气欲祛瘀血于外，而见有脉芤而歇止；阳气被遏，不能达于四末，则见四肢逆冷；气逆于上，夹瘀血上扰清窍，发为神志不清。患者所患为产后血厥，而妇产科疾病往往直接或间接地损伤到冲任二脉。冲为血海，任主胞胎，且任脉为阴脉之海。患者产后血厥和冲任二脉密切相关，而冲任隶属于肝肾，冲脉又与脾经相通。足三阴经为肝脾肾三经，其循行从足上行于胸腹。患者下体肿痛，正是足三阴经走行的部位。根据患者的症状，分经辨证，为足三阴经经络阻滞所致。针刺足三阴经，不仅能够解决经络循行部位的下肢肿痛问题，且兼具有调整冲任，祛除瘀阻的作用。患者虽然病势危急，但杨氏分经辨证，紧紧抓住病机并用以指导治疗，最终针到病除。

案例4：

癸酉秋，大理李义河翁患两腿痛十余载，诸药不能奏效，相公推予治之，诊其脉滑浮，风湿入于筋骨，岂药力能愈，须针可瘥。即取风市、阴市等穴针之。官至工部尚书，病不再发。

——《针灸大成·卷九·杨氏医案》

按语：患者病十余载，病程较长。杨继洲根据患者脉象浮滑，辨证为风湿之邪在筋骨，湿邪为患，缠绵难愈。病在筋骨，药力不及，使用药物治疗恐难以收到明显效果，故使用针刺治疗以期瘥愈。治以祛风除湿，取风市、阴市等穴，属于局部取穴，用以治疗腿痛。风市，擅长祛除与风邪相关的疾病。阴市，属足阳明胃经经穴，阳明多气多血，且胃经循行经过两腿，通过调理胃经气血，既能补中胜湿，又能通过调理胃经经穴以疏通经络，通则不痛。用一法而兼顾两端，充分显示了杨继洲在临床诊治过程中思维之缜密。患者已患病十余年，服用了诸多药物，但效果不显，而本案中通过脉诊判断邪在筋骨，充分体现了杨氏脉诊水平的高超。

案例5：

甲戌夏，员外熊可山公患痢兼吐血不止，身热咳嗽，绕脐一块痛至死，脉气将危绝。众医云：不可治矣。工部正郎陨月潭公素善，迎予视其脉虽危绝，而胸尚暖，脐中一块高起如拳大，是日不宜针刺，不得已，急针气海，更灸至五十壮而苏，其块即散，痛即止。后治痢，痢愈，治嗽血，以次调理得瘥。次年升职方，公问其故。予曰：病有标本，治有缓急，若拘于日忌，而不针气海，则块何由而散？块既消散，则气得以疏通，而痛止脉复矣。正所谓急则治标之意也。公体虽安，饮食后不可多怒气，以保和其本；否则正气乖而肝气盛，致脾土受克，可计日而复矣。

——《针灸大成·卷九·杨氏医案》

按语：本案患者脉危绝，病情危重，腹部包块疼痛难忍，为急证，属标。对于"不通则痛"，治需行气散结，调畅气机，使气行则血行，最终使得腹部气机畅通，包块得以消散。治疗上采用针刺并艾灸气海穴的方法，此为急则治其标。在针刺气海穴时适逢"日忌"，但考虑患者病情危重，需即刻得到治疗，杨继洲毅然放弃了遵守禁忌，采用针灸气海的方法，使患者解除了痛苦。本案的基本病机，与"正气乖而肝气盛，致脾土受克"有关。因此，在治疗之后，又嘱"饮食后不可多怒气，以保和其本"，以免造成肝气郁结，肝木横逆克犯脾土，耗损正气，引动伏邪，使向愈之病复发。

案例6：

辛未夏，刑部王念颐公患咽嗌之疾，似有核上下于其间。此疾在肺膈，岂药饵所能愈。东皋徐公推予针之，取膻中、气海，下取三里二穴，更灸数十壮，徐徐调之而痊。东皋，名医也，且才高识博，非不能疗，即东垣治妇人伤寒，热入血室，非针莫愈，必俟夫善刺者，刺期门而愈。东皋之心，即东垣心也，而其德可并称焉。视今之嫉贤妒能者，为何如哉？然妒匪斯今，畴昔然矣。予曾往磁州，道经汤阴伏道路旁，有先师扁鹊墓焉，下马拜之。问其故。曰：鹊乃河间人也，针术擅天下，被秦医令李醯刺死于道路之旁，故名曰伏道，实可叹也。有传可考。

——《针灸大成·卷九·杨氏医案》

按语：本案为咽嗌之疾，"似有核上下于其间"，类似于梅核气。杨继洲认为本病病位在肺膈，乃药力所不及，遂采用针灸治疗。病机属痰气互阻，针灸治疗当以调畅气机为主，兼以化痰散结。取穴膻中、气海、足三里。膻中为八会穴中的气会，是调气的要穴，又是局部取穴。气海穴能培补元气，正气足有助于化痰。而膻中和气海，又都隶属于任脉。《素问·骨空论》曰："任脉者，起于中极之下，以上毛际，循腹里上关元，至咽喉，上颐循面入目。"在任脉取穴为"经脉所过，主治所及"之意。足三里为胃经要穴，从胃经循行来看，胃经自头面下行，"从大迎前下人迎，循喉咙"，其络脉"上络头项""下络喉嗌"，亦是取"经络所过，主治所及"之意。杨继洲临证取穴少而精，尤其善于运用特定穴，如八会穴、八脉交会穴、原穴等。这在其医案中有较为明显的体现。气海、足三里，历代都用作保健要穴，其培补元气的作用十分明显。这三个穴位的应用，既能治标又可固本。治疗时针与灸并举，能够温经行气，化痰散结，使病渐愈。本案中，还提到一个令人深思的业医者的道德问题。东皋徐公亦为当时名医，遇有难症即举贤荐能，推荐杨继洲诊治患者。因此，杨继洲提倡业医者应摒除"同业相轻"之陋习，以仁德宽厚为处世之本，这在今天仍具有深刻的现实意义。

案例 7：

戊辰岁，给事杨后山公祖乃郎患疳疾，药日服而人日瘦。同科郑湘溪公迎予治之。予曰：此子形羸，虽是疳症，而腹内有积块，附于脾胃之旁，若徒治其疳，而不治其块，是不求其本，而揣其末矣。治之之法，宜先取章门灸针，消散积块，后次第理治脾胃，是小人已除，而君子得行其道于天下矣。果如其言，而针块中，灸章门，再以蟾蜍丸药兼用之，形体渐盛，疳疾俱痊。

——《针灸大成·卷九·杨氏医案》

按语：疳有两种含义：一者"疳者，甘也"，是说本病是由于多食所导致；二者"疳者，干也"，是泛指全身消瘦，肌肤干瘪，气血津液不足的临床表现。本证初起名曰"疳气"，表现为脾胃不和，运化失司的证候，病情尚轻；进而，脾失健运，积滞内停，气机不畅，转为"疳积"；久病导致脾脏虚衰，津液耗损，发为"干疳"。在治则上应以顾护胃气为主，初期健脾益胃，中期宜消积理脾，晚期则应补益气血。从本案治疗的初期看，患者"药日服而人日瘦"，说明治疗初期辨治有误，导致病情进一步发展。经过杨继洲诊查，发现患者在脾胃旁有积块，说明患者可能已发展为"疳积"，此时应以消积导滞为主。杨继洲以消除腹内积块为治疗要点，故针块中以消其积，灸章门以健脾消积。此言针块中，是取经外奇穴，还是在积块局部取穴，存有争议。从本案的治疗特点看，既重视循经取穴，又重视局部取穴。因此，在积块局部取穴的可能性更大，类似于阿是穴的取穴方法。在针灸并用后，兼予蟾蜍丸。经治疗，形体渐盛，疾病痊愈。

疳证是一种虚实夹杂的慢性疾病。本案治疗初期之所以越治越瘦，恐其辨证为"干疳"，误用了大量补益之剂，犯了"实实"之误。因此，正确判断疾病所处发展阶段以及虚实强弱、邪正盛衰，是治疗本病的关键。同为疳积古有"壮者先去其积而后扶胃气，衰者先扶胃气而后消之"之训。而"药日服而人日瘦"，说明患者服用药物是有一段时间的，但医生却没有根据患者的实际情况及时调整治疗思路，犯了"实实"的错误，这也提示我们临床中要注意观察细节，做到灵活变通。

案例8：

壬申岁，四川陈相公长孙患胸前突起，此异疾也。人皆曰：此非药力所能愈，钱诚翁堂尊推予治之。予曰：此乃痰结肺经，而不能疏散，久而愈高，必早针俞府、膻中，后择日针，行六阴之数，更灸五壮，令贴膏，痰出而平。乃翁编修公甚悦之。

——《针灸大成·卷九·杨氏医案》

按语：患者胸前突起，从经脉循行角度，此处主要是肺经的走行，杨继洲诊断为"痰结肺经"。由于痰结肺经，经久不散，胸前高突，考虑此属痰气互结之证。治疗当行气化痰散结。局部取穴俞府、膻中，旨在发挥腧穴的局部治疗作用。另外，膻中为八会穴的气会，可用以治疗一切与气相关的疾病。应用针刺泻法，以行气化痰散结，消积聚之痰。配合灸法，可以温经散结。"令贴膏"，结合上下文，考虑应为用贴灸疮的办法促其发疮，使痰经灸疮发出而痊愈。

案例9：

辛未，武选王会泉公亚夫人患危异之疾，半月不饮食，目闭不开久矣。六脉似有如无，此疾非针不苏。同寅诸公推予即针之，但人神所忌，如之何？若待吉日良时，则沦于鬼录矣。不得已，即针内关二穴，目即开，而即能食米饮，徐以乳汁调理而愈。（下文略）

——《针灸大成·卷九·杨氏医案》

按语：从发病情况分析，本案应属厥证中的气厥。故根据《素问·举痛论》"百病皆生于气"，强调此案与气机逆乱有关。内关，系手厥阴心包经之络穴，别走少阳，通阴维脉，接足厥阴肝经，能够清心开窍，疏肝理气，宽胸散结。患者阴阳两气相顺相接，则目即开而能食米饮。又因半月未食，再以乳汁调理其胃气而愈。杨继洲用乳汁作为本病的后续调理方法，从食疗的角度为当代医生提供了又一个典型案例。本案又一次提出了杨继洲为挽救患者的生命，抛开"人神所忌"，为患者即刻针刺，体现了杨继洲悲天悯人的情怀。

案例10：

己巳岁，尚书王西翁乃爱颈项患核肿痛，药不愈，召予问其故？曰：项颈之疾，自有各经原络井俞会合之处，取其原穴以刺之。后果刺，随针而愈，更灸数壮，永不见发。大抵颈项乃横肉之地，经脉会聚之所，凡有核肿，非吉兆也。若不究其根，以灸刺之，则流串之势，理所必致矣。患者慎之。

——《针灸大成·卷九·杨氏医案》

按语： 杨继洲针刺治病，重视特定穴的作用。本案采用了原穴治疗。原穴是脏腑经络原气经过和流止的部位，能够治疗本经及其所属脏腑的病变。从经脉循行来看，颈项部位是手足三阳经循行的部位，手足三阴经也多有支脉通过颈项上抵头面部，奇经八脉中除带脉外均过颈项而与头面部相联系。治疗中取原穴，属于循经远道取穴，亦是取"经脉所过，主治所及"之意。本案强调颈项部位的核肿要予以警惕，颈项部位乃"经脉会聚之所"，如果失治误治则可能造成病势流串。患者前期经"药不愈"，说明所患为疑难杂症，或前期辨治有误。本案治疗杨继洲采用特定穴中的原穴治疗而愈，再次证明特定穴的作用。

案例11：

戊寅冬，张相公长孙患泻痢半载，诸药不效，相公命予治之曰：昔翰林时患肚腹之疾，不能饮食，诸药不效，灸中脘、章门即饮食，其针灸之神如此。今长孙患泻痢，不能进食，可针灸乎？予对曰：泻痢日久，体貌已变，须元气稍复，择日针灸可也。华岑公子云：事已危笃矣，望即治之，不俟再择日期，即针灸中脘、章门，果能饮食。

——《针灸大成·卷九·杨氏医案》

按语： 泻痢初期多以邪实为主，日久迁延不愈则成为虚实夹杂之证。本案张相公长孙患泻痢半载，日久已经伤正，脾胃受损严重。因此，杨继洲认为待元气恢复后择日针灸即可。但因"事已危笃"，他即刻选择中脘、章门二穴施行针灸。中脘为胃之募穴、腑之会，章门为脾之募穴、脏之会，二者均为特定穴。本案虽用穴精简，但事半功倍，起到了调理脾胃、培补后天之本，扶正祛邪的作用，使患者得以向愈。杨继洲能够灵活变通，不拘泥于针刺禁忌，急则治其标，很快便改善了患者的病情。这对于临床医生是有启示和借鉴意义的。

案例 12：

丁丑夏，锦衣张少泉公夫人患痫症二十余载，曾经医数十，俱未验。来告予，诊其脉，知病入经络，故手足牵引，眼目黑瞀，入心则搐叫，须依理取穴，方保得痊。张公善书而知医，非常人也。悉听予言，取鸠尾、中脘，快其脾胃，取肩髃、曲池等穴，理其经络，疏其痰气，使气血流通，而痫自定矣。次日即平妥，然后以法制化痰健脾之药，每日与服。

——《针灸大成·卷九·杨氏医案》

按语：痫多为痰邪为患，痰邪蒙蔽清窍，流窜于经络，病情大多缠绵难愈。杨继洲治疗上取鸠尾、中脘、肩髃、曲池等穴。其中，鸠尾为膏之原，为治痫之要穴，能够安心宁神，宽胸豁痰；中脘为脏之会、胃之募穴，能够健脾和胃，"脾为生痰之源"，脾胃健运则水湿运化正常，痰邪不生，可谓治病求本；肩髃、曲池为手阳明大肠经穴，阳明经多气多血，调理肩髃、曲池能够疏通阳明经络气血，理气化痰。同时，两穴皆在手臂，为局部取穴，用治手足牵引等。由于患者患痫病已20多年，病程日久，单纯针刺难以根治，必须每日配合化痰健脾方药以治其根本。可见治痫可以针救急，以药善后，针药结合不可偏废。

案例 13：

戊辰岁，吏部观政李邃麓公，胃旁一痞块如覆杯，形体羸瘦，药勿愈。予视之曰：既有形于内，岂药力所能除，必针灸可消。详取块中，用以盘针之法，更灸食仓、中脘穴而愈。邃麓公问曰：人之生痞，与痃癖、积聚、癥瘕是如何？曰：痞者否也，如《易》所谓天地不交之否，内柔外刚，万物不通之义也。物不可以终否，故痞久则成胀满，而莫能疗焉。痃癖者悬绝隐僻，又玄妙莫测之名也。积者迹也，夹痰血以成形迹，亦郁积至久之谓尔。聚者绪也，依元气为端绪，亦聚散不常之意云。癥者，征也，又精也，以其有所征验，及久而成精萃也。瘕者假也，又遐也，以其假借气血成形，及历年退远之谓也。大抵痞与痃癖乃胸膈之候，积与聚为腹内之疾，其为上、中二焦之病，故多见于男子。其癥与瘕，独见于脐下，是为下焦之候，故常见于妇人。大凡腹中有块，不问男妇，积聚、癥瘕，俱为恶症，切勿视为寻常。初起而不求早治，若待痞疾胀满，已成胸腹鼓急，虽扁鹊复生，亦莫能救其万一，有斯疾者，可不惧乎！李公深以为然。

——《针灸大成·卷九·杨氏医案》

按语：本案叙述了痃癖、积聚、癥瘕的鉴别。"胃旁一痞块如覆杯"，说明按之有形。考虑本案之痞块属积聚范畴。积聚的成因，多由情志不舒，饮食不节，起居失宜，导致肝气郁结，气滞血瘀；或脾失健运，食滞痰阻而引起。主要病邪为痰涎、食积、瘀血。本案患者形体羸瘦，表明病程日久，正气已伤，治疗时需要扶正祛邪。杨继洲采用盘针刺法刺块中，盘法首载于《针经指南·真言补泻手法·手指补泻》，其曰"盘者，为如针腹部，于穴内轻盘摇而已，为盘之也"，专用于腹部。明代汪机称其为"和气"之法。杨继洲取腹部块中，应用盘针之法，行气散结，以攻其邪；复灸食仓、中脘培补正气。中脘为胃之募穴，腑之会穴，可健脾和胃，化湿除痰。食仓为经外奇穴，出自《医经小学》，在中脘旁开3寸，专治腹中血块，可活血化瘀，散结止痛。本案提示不能忽视腹部肿块，因其常属恶疾。一切腹部肿块均需早发现、早治疗，若出现胸腹膨大如鼓，就属于绝证了。

案例14：

戊辰岁，户部王缙庵公乃弟患心痫疾数载矣。徐堂翁召予视之，须行八法开阖方可。公如其言，而刺照海、列缺，灸心俞等穴，其针待气至，乃行生成之数而愈。凡治此症，须分五痫，此卷前载之详矣，兹不悉录。

——《针灸大成·卷九·杨氏医案》

按语：《古今医鉴·卷七·五痫》曰："夫痫者，有五等而类五畜，以应五脏……治之不须分五，俱宜豁痰顺气，清火平肝。"此言痫病治法，当以豁痰顺气，清火平肝为主。《针灸大成·卷九·治症总要》一节也有治疗五痫方论。本案属心痫，杨继洲采取的治疗方法，为八脉交会穴在灵龟八法中的应用。照海、列缺为八脉交会穴，采用灵龟八法，是指按诊疗时、日开穴，刺主穴照海，客穴列缺，配合艾灸心俞，共奏定痫之效。灵龟八法，是根据八卦九宫学说，结合人体奇经八脉气血的会合，取其与奇经八脉相通的八个经穴（八脉交经八穴）的按时取穴法，含"天人相应"之说，阴阳八卦之理，司人体气血流注开合之时机，即"顺天之时，而病可与期"（《灵枢·顺气一日分为四时》）"毋逆天时，是谓至治"（《灵枢·百病始生》）原则的具体应用。关于此案，著名针灸学家魏稼教授这样评价："《针灸大成》记载针治'心痛'案称，该患者病数年，杨氏用窦氏八法开阖针刺照海、列缺等穴，'其针待气至，乃行生成之数而愈'。杨氏用真实体验，验证了窦氏气至理论的指导意义。"说明，杨继洲受到窦汉卿的影响较大。

案例 15：

壬申岁，大尹夏梅源公行取至蛾眉庵寓，患伤寒，同寅诸公，迎视六脉微细，阳症得阴脉。经云：阳脉见于阴经，其生也可知；阴脉见于阳经，其死也可许。予居玉河坊，正值考绩，不暇往返之劳，若辞而不治，此公在远方客邸，且莅政清苦，予甚恻之。先与柴胡加减之剂，少效，其脉尚未合症。予竭精殚思，又易别药，更针内关，六脉转阳矣。遂次第进以汤散而愈。后转升户部，今为正郎。

——《针灸大成·卷九·杨氏医案》

按语：本案属于"阴脉见于阳经"的逆证，杨继洲先给予柴胡加减之剂，少效，但脉尚未合症。以药测证，考虑患者当时属于病在少阳，少阳病当见弦脉，然而患者却六脉微细，脉证不符，说明患者病情较重，邪实正虚，邪气恐已内陷厥阴，故服药后效果不佳，仍然脉证不符。为使病情由逆转顺，杨继洲更换了药物，同时配合针刺内关治疗。内关穴，为手厥阴心包经的络穴，又是八脉交会穴，通于阴维脉，主治本经经病和胃、心包经疾患，以及与情志失和、气机阻滞有关的病证。杨继洲更换药物，配合针刺内关，使患者"六脉转阳"。此时脉证相合，遂次第进以汤散而愈。其重视脉诊，针药结合，最终使患者痊愈。

案例 16：

壬戌岁，吏部许敬庵公寓灵济宫，患腰痛之甚。同乡董龙山公推予视之。诊其脉，尺部沉数有力。然男子尺脉固宜沉实，但带数有力，是湿热所致，有余之疾也。医作不足治之，则非矣。性畏针，遂以手指于肾俞穴行补泻之法，痛稍减，空心再与除湿行气之剂，一服而安。公曰：手法代针，已觉痛减，何乃再服渗利之药乎？予曰：针能劫病，公性畏针，故不得已而用手指之法，岂能驱除其病根，不过暂减其痛而已。若欲全可，须针肾俞穴，今既不针，是用渗利之剂也。岂不闻前贤云：腰乃肾之府，一身之大关节。脉沉数者，多是湿热壅滞，须宜渗利之，不可用补剂。今人不分虚实，一概误用，多致绵缠，痛疼不休。大抵喜补恶攻，人之恒情也。邪湿去而新血生，此非攻中有补存焉者乎？

——《针灸大成·卷九·杨氏医案》

按语： 本案腰痛严重，尺脉沉数有力，为湿热壅滞之证。此湿热乃长期以来庸医错用补药，导致"实实"所致。因此，在指针治疗后给予一剂淡渗利湿之剂，使邪湿去而新血生。在选穴上选取肾俞，为局部取穴。由于患者畏惧针刺，故以指按代替针刺。通过本案可以看出，杨继洲的脉诊辨证是十分准确的，通过脉诊辨别病证虚实及所属脏腑、经络。准确辨证是本案取得良好治疗效果的前提。

案例 17：

壬申岁，行人虞绍东翁患膈气之疾，形体羸瘦，药饵难愈。召予视之，六脉沉涩，须取膻中，以调和其膈，再取气海，以保养其源，而元气充实，脉息自盛矣。后择时针上穴，行六阴之数，下穴行九阳之数，各灸七壮，遂全愈。今任扬州府太守。庚辰过扬，复睹形体丰厚。

——《针灸大成·卷九·杨氏医案》

按语：膈气，首见于《诸病源候论·卷十三·气病诸候（凡二十五论）·五膈气候》，其曰："气膈之为病，胸胁逆满，咽塞，胸膈不通，噫闻食臭。"本病主要由于寒温失节，忧恚不时，饮食不节，思虑太过，导致阴阳不和，胸膈痞塞为病。患者患膈气后，形体羸瘦，六脉沉涩。说明正气已伤，宗气涩滞，治宜攻补兼施。杨继洲取膻中、气海二穴，膻中为气之会，治疗一切气之为病；气海为保健要穴，能够培补元气。同时，二穴均为任脉穴，任脉的循行与膈气的发病密切相关，取二穴为经脉所过，主治所及之意。杨继洲在膻中行泻法，泻局部壅塞之气以治其标；在气海行补法，培补元气以治其本。两穴同时施以灸法，能够温经行气导滞，最终使涩滞之气得泻，元气之虚得补，膈气得除。本案以膻中和气海配伍，二穴均可治疗气病，膻中重在行宗气，气海重在补元气。两穴同用，补而不滞，泻而不虚，能够达到标本同治的效果。

案例 18：

壬申夏，户部尚书王疏翁患痰火炽盛，手臂难伸。予见形体强壮，多是湿痰流注经络之中，针肩髃，疏通手太阴经与手阳明经之湿痰；复灸肺俞穴以理其本，则痰气可清，而手臂能举矣。至吏部尚书，形体益壮。

——《针灸大成·卷九·杨氏医案》

按语：本案患者手臂难伸，形体强壮。杨继洲认为其手臂难伸为"湿痰流注经络之中"所致，治以行气化痰，疏通经络。肩髃为局部取穴，针肩髃可疏通手臂太阴及阳明经之湿痰。从杨继洲医案中可以看出，肩髃是其治疗手臂疾患常用的穴位。说明杨继洲十分肯定本穴的治疗效果，其治疗经验值得临床医生借鉴。肺俞为肺的背俞穴，艾灸肺俞能够理肺气，温肺经，固本清源，使停聚成痰的水湿得以温化。"脾为生痰之源"，但并没有取脾经穴位，考虑脾虚痰盛之人常呈现臃肿的体态，而本案患者形体强壮，为有余之相，未见明显的脾虚臃肿体态。此外，肺为水之上源，通调水道，肺气又是宗气的来源之一，气不足则水谷精微布散不利，亦可导致水液停聚为痰。肺俞为肺之背俞穴，针刺肺俞既能治本以调理肺脏，同时又可调理循行于手臂的肺经之气。

案例 19：

辛未岁，浙抚郭黄崖公祖患大便下血，愈而复作。问其致疾之由？予对曰：心生血，而肝藏之，则脾为之统。《内经》云：饮食自倍，肠胃乃伤，肠澼而下血。是皆前圣之言而可考者。殊不知肠胃本无血，多是痔疾隐于肛门之内，或因饮食自伤，或因劳欲怒气，触动痔窍，血随大便而出。先贤虽有远血、近血之殊，而实无心、肺、大肠之分。又有所谓气虚肠薄，自荣卫渗入者，所感不同，须求其根。于长强穴针二分，灸七壮，内痔一消而血不出。但时值公冗，不暇于针灸，逾数载，升工部尚书，前疾大作，始知有痔隐于肛门之内，以法调之愈。至己卯复会于汶上云，不发矣。

——《针灸大成·卷九·杨氏医案》

按语：本案患者有反复发作的大便下血。杨继洲诊断其为痔疾，遇诱因则发为大便下血。治疗取长强一穴进行针灸。长强位于肛门之上，尾骨尖下，为督脉之络别出之处，是治疗痔疾的要穴。本案针刺长强，属局部取穴，具有活血化瘀，通经活络的作用。由于长强穴位置比较私密，现代临床治疗痔疮已极少应用针刺的方法，应用较多的是熏洗、口服药物、手术等方法。本案针灸长强穴治疗痔疮出血，其方法效果立显，为现代临床治疗痔疮提供了借鉴。

案例 20：

是岁公子箕川公长爱忽患惊风，势甚危笃，灸中冲、印堂、合谷等穴各数十壮，方作声。若依古法而只灸三五壮，岂能得愈？是当量其病势之轻重而已。

——《针灸大成·卷九·杨氏医案》

按语：本案是一则以灸法为主治疗惊风的案例。患者惊风发作，"势甚危笃"，取中冲、印堂、合谷等穴，具有息风、定惊、开窍的作用。本案采用了灸法，且是大剂量灸法，灸量是根据患者病情轻重来确定的。病情重则灸量大，病情轻则灸量小。本案是关于针灸的刺激量问题，提示后学需要根据患者的具体病情轻重来确定治疗的刺激量，在刺激量上做到因人制宜。这也符合杨继洲"刺有大小"的观点。

案例21：

己卯岁，因磁州一同乡欠俸资往取，道经临洺关，会旧知宋宪副公，云昨得一梦，有一真人至舍相谈而别，今辱故人相顾，举家甚喜。昨年长子得一痞疾，近因下第抑郁，疾转加增，诸药不效，如之奈何？予答曰：即刻可愈。公愕然曰：非唯吾子得安，而老母亦安亦。此公至孝，自奉至薄，神明感召。予即针章门等穴，饮食渐进，形体清爽，而腹块即消矣。欢洽数日，偕亲友送至吕洞宾度卢生祠，不忍分袂而别。

——《针灸大成·卷九·杨氏医案》

按语：本案患者为痞疾。《难经·五十六难》曰："脾之积，名曰痞气。"其发生是由于"肝病传脾，脾当传肾，肾以冬适王，王者不受邪，脾复欲还肝，肝不肯受，故留结为积"，是"肝病传脾"，"气结而成"，病机之关键是气机阻滞不畅。患者所愿不遂，情志不舒，肝失疏泄，横逆犯脾，气机升降失常，导致腹部痞块，影响饮食。治当疏肝理气健脾。杨继洲针刺选取章门，旨在疏肝解郁，补脾健运。章门属足厥阴肝经，为脏之会、脾之募穴，善治痞、疝、癥、瘕及脏气郁结等腹部疾病。此外，章门在腹部，属于局部取穴。章门在杨继洲医案中曾出现多次，应为其常用穴位。从杨继洲医案应用章门穴的频次上，可以初步判断对于上述病证针刺章门效果比较明显。从本案记载可以看出，尚有其他穴位共同使用，但章门是其中的首要穴位。

案例 22：

庚辰夏，工部郎许鸿宇公患两腿风，日夜痛不能止，卧床月余。宝源局王公乃其属官，力荐予治之，时名医诸公坚执不从。许公疑而言曰：两腿及足，无处不痛，岂一二针所能愈？予曰：治病必求其本，得其本穴会归之处，痛可立而止，痛止即步履，旬日之内，必能进部。此公明爽，独听予言，针环跳、绝骨，随针而愈。不过旬日，果进部，人皆骇异。假使当时不信王公之言，而听旁人之语，则药力岂能及哉？是惟在乎信之笃而已，信之笃，是以获其效也。

——《针灸大成·卷九·杨氏医案》

按语：本案属于痹证，是由于邪阻经络，经络气血不畅所致。杨继洲为其针刺治疗，取足少阳胆经穴环跳、绝骨。其中，绝骨为八会穴，是髓会，环跳是足少阳、太阳经之交会穴。针刺环跳、绝骨，能够调节少阳枢机，枢机得利，经络气血通畅，通则不痛。虽然只有 2 穴，但取穴为八会穴和交会穴，事半功倍。

案例 23：

己巳岁，张相公得肛门忽肿之疾，戎政王西翁推予诊视，命之曰：元老之疾，非常人比，宜精思弹力调治，以副吾望！予谒，诊右寸浮数，是肺金受风热，移于大肠之中。然肛门又居下之地，而饮食糟粕流至于此，若无七情四气所干，则润泽而下。或湿热内蕴，邪气所加，则壅滞而作肿痛。予制以加减搜风顺气之剂一罐，倍加酒蒸大黄，借酒力上升，荡涤邪热，加麻仁润燥，枳壳宽肠，防风、独活驱除风热，当归清血凉血养血，枯芩以清肺与大肠，共制成丸，服渐清安。

——《针灸大成·卷九·杨氏医案》

按语：本案是杨继洲医案中为数不多的仅用药物治疗的案例。患者忽然肛门肿痛，脉象为右寸浮数，杨继洲辨证为肺经风热下移大肠。患者大肠内素有湿热内蕴，邪气与湿热交织，导致湿热壅滞，发为肿痛。治以搜风顺气，即搜肺经风热，通导大肠积滞，将祛邪与通滞并重。方中大黄为君药，用以涤荡肠中邪热积滞，且酒大黄泻下之力减弱，而活血消肿的作用增强。考虑患者为"元老"，恐年事已高，身体不耐克伐，用药要注意不能伤及正气。酒大黄泻下之力弱，可兼顾祛邪和通滞。枯芩助大黄清肺泄热，防风、独活发散风热，当归养血活血。本方祛邪而不伤正。通过本案可以看出，杨继洲在遣方用药方面亦颇有造诣。

案例 24：

隆庆二年，四月初四日，奉旨传与圣济殿，着医去看徐阁老病，钦此。臣等谨钦遵，前至徐阁老私家，诊得六脉数大，积热积痰，脾胃虚弱，饮食减少。宜用清热健脾化痰汤医治，黄芩、白术、贝母、橘红、茯苓、香附、芍药、桔梗、川芎、前胡、槟榔、甘草，水二钟，姜一片，煎至一钟，不拘时服，药对症，即愈。

——《针灸大成·卷九·杨氏医案》

按语：本案也是仅用药物治疗的案例。杨继洲前去看望徐阁老，为其诊脉得六脉数大，辨证为积热积痰。由于内有积热及痰阻，脾胃虚弱，故饮食减少。治疗上采用清热化痰健脾之法，方中黄芩、芍药清解邪热，贝母清热化痰，橘红、桔梗、前胡宣肺化痰，白术、茯苓、甘草健运脾胃，香附、川芎调理气机，槟榔通导肠胃以助痰热之化，使脾胃气机升降自如。

案例 25：

乙亥岁，通州李户侯夫人患怪症，予用孙真人治邪十三针之法，问病者是何邪为害？对说：乃某日至某所，鸡精之为害也。令其速去，病者对曰：吾疾愈矣。怪邪已去，言语遂正，精神复旧，以见十三针之有验也。

——《针灸大成·卷九·杨氏医案》

按语：孙真人治邪十三针，又称"十三鬼穴"。所谓鬼穴，言其治疗效果灵验之意。十三鬼穴，包括鬼宫人中、鬼位少商、鬼垒隐白、鬼心大陵、鬼路申脉、鬼枕风府、鬼床颊车、鬼市承浆、鬼窟间使、鬼堂上星、鬼藏会阴（女为玉门）、鬼臣曲池、鬼封海泉。十三鬼穴中之少商、隐白，乃手足太阴之井穴，能醒神开窍，泻热定惊，且水沟、承浆、舌下中缝、会阴等穴，除醒神开窍之功外，又能通过各种途径通利舌咽、利口齿，正与患者言语不利对证。临床上，十三鬼穴对于神志类疾病多有疗效。

案例26：

己巳岁，尚书毛介川翁患肝脾虚弱，时常泻痢，肢略浮肿。问于予曰：时常泄泻，多系湿热。夫人之一身，心生血，肝藏之，而脾为之统；脾得其统，则运化有常，水谷通调，固无所谓湿，亦无所谓热也。夫唯精元之气，既不能保之于平时，而五味之养，又不节之于将来，斯精血俱耗，而脾无所统矣。脾失所统，则运化通调，将何以为职？欲求其无泻，不可得也。然则何以谓之湿热？盖运化通调，既失其职，则水谷不分，湿郁于内，而为热矣。由是便血稠黏，里急后重，泻不独泻，而又兼之以痢焉，皆坐此也。其治之法，宜荡涤其湿，然后分利，斯脾胃得统，而其症安矣。否则土不能制水，泛滥盈溢，浸于四肢，变而为气者有之。信其言，调理而愈。

——《针灸大成·卷九·杨氏医案》

按语：本案中并未阐明具体治法。但通过其对患者泻痢病机的分析，提出了分利湿热的治则，按照其治则调理而愈。本案由于脾失健运，水湿不化，湿郁化热，湿热内蕴于肠腑则泻痢稠黏；热扰血分则便血，肠中气机紊乱则里急后重；脾虚不运，水湿不化，水溢四肢发为肢肿。从本案可以看出，杨继洲是十分重视辨证论治的，其辨证也是十分准确的，这依托的是正确掌握疾病病机。杨继洲在本案中对病机的深刻分析和准确把握，充分显示了他深厚的理论底蕴和丰富的实践经验。此外，本案亦提示要预防疾病，日常当谨和五味，注重日常养护，这对于保全元气，预防疾病发生是十分重要的。

案例27：

己卯岁，行人张靖宸公夫人崩不止，身热骨痛，烦躁病笃。召予，诊得六脉数而止，必是外感，误用凉药。与羌活汤，热退，余疾渐可，但元气难复，后灸膏肓、三里而愈。凡医之用药，须凭脉理，若外感误作内伤，实实虚虚，损不足而益有余，其不夭灭人生也，几希。

——《针灸大成·卷九·杨氏医案》

按语：此案为外感误治案。杨继洲诊脉后"六脉数而止"，辨证为外感风寒表证，因误用凉药，导致阳气受损，气不摄血，症见血崩不止。"心者，君主之官，神明出焉"，气血不足，心失所养，神失所依，故烦躁不安；脉数而止，乃失血之象；表邪未解，故身热骨痛，以羌活汤解表散邪。患者误治之后下血不止，导致元气大伤，单用药物难以使元气很快恢复。杨继洲选用膏肓、足三里两个保健要穴，通过艾灸来培补元气，使元气复则诸症消。本案中杨继洲提出"凡医之用药，须凭脉理"，提醒医者不能忽视脉诊，要结合脉诊结果进行辨证，做到辨证准确，用药无误，勿犯虚虚实实的错误。

案例28：

辛酉，夏中贵患瘫痪，不能动履，有医何鹤松久治未愈。召予，视曰：此疾一针可愈，鹤松惭去。予遂针环跳穴，果即能履。夏厚赠，予受之，逾数载又瘫矣。复来召予，因侍禁廷，不暇即往，遂受鹤反间以致怠。视昔之刺鹊于伏道者，为何如？

——《针灸大成·卷九·杨氏医案》

按语：本案治疗过程较为简单，夏中贵患瘫痪，杨继洲只针刺环跳一穴，患者"即能履"。说明杨继洲取穴精当，当即见效，医术高超。

案例 29：

己巳岁，蔡都尉长子碧川公患痰火，药饵不愈，辱钱诚斋堂翁荐予治之。予针肺俞等穴，愈。后其女患风痫甚危，其乃郎秀山，乃婿张少泉邀予治之，乃针内关而苏，以礼厚赠，予固辞不受。遂以女许聘豚儿杨承祯焉。

——《针灸大成·卷九·杨氏医案》

按语：以上所述实为两则医案，杨继洲为蔡都尉长子治疗痰火案、为其女儿治疗风痫案。其中，蔡都尉女儿患风痫，为痰邪上逆导致的阴阳气机逆乱，属急证、重证。杨继洲为其针刺内关一穴，患者即刻苏醒，当时可能处于癫痫发作期。在杨继洲医案中多次出现内关穴，内关为手厥阴心包经络穴，八脉交会穴，通阴维脉，主治心腹胁肋在里之病证。针刺内关能开关通闭，顺气降痰，有安神定志的功效。杨继洲仅用内关一穴，取穴精简而效如桴鼓，充分说明杨继洲在临床治疗过程中，能够充分运用交会穴，因而取得事半功倍的效果。

案例 30：

后其女（接上，指蔡都尉之女）患风痫甚危，其乃郎秀山，乃婿张少泉，邀余治之，乃针内关而苏，以礼厚赠，余固辞不受。遂以女许聘豚儿杨承祯焉。

——《针灸大成·卷九·杨氏医案》

按语：此案为风痫，《针灸资生经》卷四列有《风痫（五痫）》一篇。风痫主要表现为神识昏迷，两目窜视或斜视，面色时青时白，四肢抽搐，手指抽动屈伸如数物状，牙关紧闭，颈项强直。发作前有头晕目眩、头痛、恶心、肢体麻木等前兆。关于风痫，杨继洲选取内关穴进行治疗。内关为心包经络穴，而心包经病证主要表现为"病手挛急，臂不能伸痛如屈，胸膺胁满腋肿平，心中淡淡面色赤，目黄善笑不肯休，心烦心痛掌热极"（《针灸大成·卷五·十二经治症主客原络图》）。内关可用于治疗心包经循行所过部位的病证。内关又属于八脉交会穴，通阴维脉，而阴维脉可"去心腹胁肋在里之疑"（《针灸大成·卷二·标幽赋》）。可见，无论是心包经还是阴维脉，其循行表现与风痫的表现都有一定关系。因此，杨继洲选取特定穴内关穴，取穴少而精，最终治愈了蔡都尉之女的风痫之证。

案例 31：

庚辰岁过扬，大尹黄缜庵公，昔在京朝夕相与，情谊甚笃，进谒留款，不忍分袂，言及三郎患面部疾，数载不愈，甚忧之。昨焚香卜灵棋课曰：兀兀尘埃久待时，幽窗寂寞有谁知，运逢宝剑人相顾，利遂名成总有期。与识者解曰：宝者珍贵之物，剑者锋利之物，必逢珍贵之人可愈。今承相顾，知公善针，疾愈有期矣。予针巨髎、合谷等穴，更灸三里，徐徐调之而愈。时工匠刊书，多辱薪米之助。

————《针灸大成·卷九·杨氏医案》

按语：此案并未阐明患者面部疾患具体为何病。杨继洲取巨髎、合谷等穴针刺，同时艾灸足三里。巨髎为足阳明胃经的面部穴位，此属局部取穴治疗面部疾患；合谷为大肠经原穴，有"面口合谷收"之说，面部疾患均可以取合谷穴，为远端取穴、经验用穴；足三里为多气多血的足阳明胃经合穴，艾灸足三里则调理后天之本，使气血生化有源，能够上荣于面，促使面部疾患痊愈，属于辨证取穴。本案局部取穴与远端取穴相结合，治标与治本相结合，同时针刺和艾灸配合，取得良好效果。

案例 32：

甲戌岁，观政田春野公乃翁患脾胃之疾，养病天坛，至敝宅数里，春野公每请必亲至，竭力尽孝。予感其诚，不惮其远，出朝必趋视，告曰：

脾胃乃一身之根蒂，五行之成基，万物之父母，安可不由其至健至顺哉？苟不至健至顺，则沉疴之咎必致矣。然公之疾，非一朝所致，但脾喜甘燥，而恶苦湿，药热则消于肌肉，药寒则减于饮食，医治久不获当，莫若早灸中脘、食仓穴。忻然从之，每穴各灸九壮；更针行九阳之数，疮发渐愈。春野公今任兵科给事中，乃翁、乃弟，俱登科而盛壮。

——《针灸大成·卷九·杨氏医案》

按语：《素问·灵兰秘典论》曰："脾胃者，仓廪之官，五味出焉。"脾胃为气血生化之源，后天之本。本案为脾胃虚弱之证，杨继洲对该患者治疗时行九阳之数，为行针刺补法。由于脾喜润恶燥，如果药物应用不当，可能出现"药热消于肌肉"，或者"药寒则减于饮食"。在用药多有顾忌的情况下，杨继洲建议用艾灸的方法进行治疗，选用中脘、食仓两穴。其中，中脘为胃之募穴、腑之会穴；食仓是经外奇穴，二者也是局部取穴。艾灸可温补脾胃，培补后天之本，使气血生化有源；针刺行九阳之数，补法以健脾益气。患者"疮发渐愈"，说明在治疗过程中患者进行了化脓灸，疮发后邪气从疮口随脓液外泄，病邪得除，患者痊愈。由本案也可见，中药、针灸各有所长，临床应用应根据患者病情综合考虑。"七年之病，求之三年之艾"，艾灸对于某些慢性疾病有很好的疗效。

案例 33：

庚辰岁，道经扬州，御史桑南皋公夫人七旬余，发热，头眩目涩，手挛，食少，公子迎予。诊得人迎浮而关带弦，见症虽多，今宜清热为先，以天麻、僵蚕为君，升麻、知母为臣，蔓荆、甘草等为使佐。服至三帖，热退身凉，饮食渐进，余症亦减，次日复诊，六脉平匀。昆玉喜曰：发热数月，医不见效，昨方制服一帖，热退食进，何耶？予曰：医者意也，得其意，斯握医之要枢矣。昔司马尝称扁鹊随俗为变，及述其论齐桓侯疾，语多近道，皆以其意通之耳。昨脉浮弦，疑是过用养血补脾之剂，闭塞火邪，久则流溢于太阳。膀胱经，起至阴，终睛明，故目涩头眩；支走三焦经，故手挛也。少南、少玄公与缜庵公姻联之好，予辱故人之托，精思脉理，意究病源，故制立前方，用以引经之剂，其热速退，热退，脾阴渐长，而荣血自生，余症亦因之除矣。二公曰：然。

——《针灸大成·卷九·杨氏医案》

按语：本案系膀胱经郁热所致，症见发热、头眩、目涩、手挛、食少，人迎浮而关带弦。杨继洲认为本病病机为"过用养血补脾之剂，闭塞火邪，久则流溢于太阳"，并通过经络辨证来解释患者的症状。治疗时在药物的使用过程中加入了引经之剂。以僵蚕、天麻为君，升麻、知母为臣，蔓荆、甘草为佐使。服至3帖，"热退身凉，饮食渐进，余症亦减"。本案将脉诊与经络辨证相结合，因其辨证准确，故遣方用药有效。提示，经络辨证不仅能指导针灸治疗，而且对于遣方用药也有一定的指导作用。

综观杨继洲医案，涉及内、外、妇、儿、五官各科疾病的治疗。辨证准确，取穴精良是杨继洲临证诊治的突出特点。其在针刺治疗时，用穴少而精，大多为特定穴，突出会穴、奇穴。如所载医案共用穴31个，其中，使用中脘4次，使用3次者有膻中、气海、足三里、肺俞和内关。在这些针灸医案中，又有7则是给予了具体的手法补泻操作。从杨继洲医案的治疗特点来看，急重之证多用针治，慢性疾病则针、灸结合或配以药物，临床诊疗灵活变通，因此，取得了良好的治疗效果。

杨继洲

后世影响

一、历代评价 🦢

《针灸大成》作为明代以前针灸学术成就的总结性著作，被后世医家广泛学习和传播，国内外对杨继洲和《针灸大成》给予了充分肯定和较高评价。

明·王国光曰："世宗朝命大宗伯试异选，侍内廷、功绩懋著，而人以疾病疮疡造者，应手奏效，声名籍甚。"（《针灸大成·〈卫生针灸玄机秘要〉叙》）

明·赵文炳曰："余承乏三晋……遂成痿痹之疾，医人接踵，日试丸剂，莫能奏功。乃于都门延名针杨继洲者，至则三针而愈，随出家传《秘要》以观，乃知术之有所本也。"（《针灸大成·刻〈针灸大成〉序》）

清·李月桂曰："郡中向有《针灸大成》一书，乃先任按台赵公遘疾，诸药医莫效，而得都门名针杨继洲三针奏愈。因感其神，洲遂出秘传，汇采名集而著梓之。及览其款治，大有捷效……倘有志继洲者，精习而妙施焉，未必无补于世云尔。"（《针灸大成·重修〈针灸大成〉序》）

清《四库全书总目》曰："《针灸大成》，明·杨继洲编。继洲万历中医官。里贯未详。据其刊版于平阳，似即平阳人也。是书前有巡按山西御史赵文炳序，称文炳得痿痹疾，继洲针之而愈。因取其家传《卫生针灸玄机秘要》一书，补辑刊刻，易以今名。本朝顺治丁酉，平阳府知府李月桂以旧版残阙，复为补缀。其书以《素问》《难经》为主，又肖铜人像，绘图立说，亦颇详赅。惟议论过于繁冗。"

《针灸大成校释》曰："《针灸大成》是我国明代针灸学家杨继洲所著，是我国古典针灸医籍中内容丰富，资料全面，流传广泛，影响较大的一本针灸专著。"《针灸大成》"一直受到广大针灸工作者的喜爱，成为他们的必备之书"。又在校释说明中有："凡明以前的重要针灸论著，《针灸大成》都直接或间接、一部分或大部分予以引用，因而《针灸大成》是对我国明以前针灸学术发展的总结。内容极其丰富，它对继承和发展我国针灸学术，推广针灸的应用，开展针灸教育都起到了重要作用，至今它仍然是广大针灸工作者不可缺少的一部重要针灸书籍。"（黑龙江省祖国医药研究所主编，人民卫生出版社1984年出版的《针灸大成校释》）

浙江省第三批非物质文化遗产名录"衢州杨继洲针灸"项目介绍杨继洲："是浙江衢州六都杨人，明代针灸学家，既精通针灸技术，又不偏废药物治疗，主张针、灸、药三者并用，各取所长。""且《针灸大成》中篇目之一就称'三衢杨氏补泻'，在历史上只有衢州曾称为'三衢'。1601年，杨继洲《针灸大成》的问世，是中国针灸学发展的一个里程碑，成为后世学习针灸的必读书籍，被译成7种文字、46种版本，传播到140多个国家和地区，这在针灸著作中独一无二。""杨继洲针灸发源于衢州，是在衢州特定的自然与社会环境中生长起来的，历经四百年，形成了具有完整理论和独特疗法的医学体系。重视经典理论、辨证选经、循经取穴，取穴少而精，讲究手法操作，针灸区域流派特色鲜明，凝聚着中华民族强大的生命力与创造力。""杨氏家传与独创的针灸操作手法、丰富的针灸临床经验、珍贵的针灸处方均具有重大价值，已引起国内外学者的关注、重视。"（摘自浙江省非物质文化遗产网，该网站为浙江省文化厅的非物质文化遗产官方公共网站）

联合国秘书长潘基文说："杨继洲，医者仁心，《针灸大成》是中医瑰宝，为世界人民留下了宝贵的精神和物质遗产，家庭健康发展对于实现2030可持续发展目标至关重要，杨继洲针灸康养全球行动计划的实施，将有力推动2030可持续发展目标的实现，为全人类的健康创造福祉。"（摘自联合国第八任秘书长、博鳌亚洲论坛理事长潘基文于2018年在第二届世界针灸康养大会上《共同推动联合国2030可持续发展目标的实现》的演讲）

王雪苔研究员说："1601年刊印的《针灸大成》一书，资料更为丰富，流传也较广，一向被针灸医者欢迎。"但同时也认为，由于书中有缺文缺字，"读《针灸大成》者置此一部，固可扩充眼界；而如欲深入钻研，则非直接参阅其原来集用诸书不可"。（王雪苔为中国中医科学院资深研究员，中国针灸学会高级顾问，世界针灸学会联合会终身名誉主席，第一批国家级非物质文化遗产项目针灸代表性传承人）

高希言教授说："杨氏是一位理论与实践并重的针灸大师，对刺法、灸法、用穴、用药均有深刻、独到的认识。""杨氏对针灸医学造诣不凡，其书中的论述，大多见解客观，主张正确，理论精醇。如针灸药并重、针法、灸法、穴法说等至今仍为学者推崇，对针刺得气、透针法、晕针等问题也有不少独特发挥，这些都是他声名赫赫、历数百年而不衰的原因所在，从而将针法的研究推向鼎盛阶段。"（高希言教授为河南中医药大学针灸学科带头人，中国针灸学会理事，中国针灸学会针灸文献专业委员会副秘书长）

魏稼教授说："杨继洲阐述了针刺补泻的原理，创造性地发挥了《内经》'迎而夺之''随而济之'的内涵，认为迎随是'针下予夺之机'，它包含了徐疾、提插、捻转、呼吸等手法的内容，发展了《难经》关于'所谓迎随者，知荣卫之流行，经脉之往来也，随其顺逆而取之，故曰迎随'的论述，使补泻有理论原则可依，有具体操作可凭，将手法的理论与临床有机结合，具有较大的指导意义。""杨继洲虽以针灸见长，但并未拘泥此术，他临病诊疾，或针或灸，灵活掌握；针灸与药，因病而施，内外相合，左右逢源。纵观杨氏医案，有单针不灸，有只灸不针，亦有针药并举，甚或在疾病的某一阶段，单用药而未用针灸者。杨氏临证，真正做到'治法因乎人，不因乎数，变通随乎症，不随乎法'（《针灸大成·穴有奇正策》）。"在论述补泻手法应用的时候，提出"《针灸大成》中的'神应经补泻''南丰李氏补泻'，把针刺补泻手法分为男女左右不同而应用，方法十分繁多，对倡导补泻手法的应用起到了一定作用"。（魏稼教授为江西中医药大学附属医院教授、主任医师、全国著名老中医）

傅维康教授说："《针灸大成》是明代一部内容丰富的针灸专书，虽然选编欠精当，编次较杂乱，然而该书广收前人针灸著述，并结合杨氏个人经验，对前贤医论详加注解、释义和发挥，在针灸学术史上起到了承前启后的重要作用，而且该书很早就流传到日、法等国，在国内外都有相当影响。"（傅维康教授是著名医史学家）

张缙教授说："杨继洲《针灸大成》成书于明代末叶万历二十九年（1601），公认它是明以前的一部针灸学术总结。元、明两代是我国针灸学术的鼎盛时期，此前历代的针灸学术精华，也几近全部纳入书中。"在接受多次采访时他还谈道："《针灸大成》既是一部针灸教科书，又是一部针灸百科全书，是针灸界的圭臬、至宝……有着广泛的国际国内影响。""《针灸大成》卷十是《小儿按摩经》，对当今小儿推拿的发展与运用有指导性意义，多亏杨继洲将其保存下来。""《针灸大成》与杨继洲无疑是我国医学的一大瑰宝。"（张缙教授为黑龙江省中医研究院教授，国内外著名针灸学家，享受国务院政府特殊津贴，联合国教科文组织人类非物质文化遗产代表作名录中医针灸代表性传承人，是《针灸大成校释》的主编和主要执笔人，杨继洲《针灸大成》研究专家）

李鼎教授评价《针灸大成》时说："此书的特点是内容丰富，对于明代以前的针灸文献，真可说是'集其大成'。针灸之外，如四明陈氏的《小儿按摩》一书也赖以保存下来。如果说，明代是我国历史上针灸学术最昌盛的时期，那么《针灸大成》就是这一时期的总结性著作。而杨氏以其家学渊源，长期从事针灸并任职太医院多年，自然是这方面的代表人物。就针灸专业的实践经验来论，与同时期的高武、汪机、徐春甫、钱雷等人相比，杨氏是大有过之的。"（李鼎教授是上海市名中医，著名针灸学家，国家级非物质文化遗产针灸代表性传承人，享受国务院政府特殊津贴）

黄龙祥研究员评价《针灸大成》是一部"对后世影响较大的汇编型综合类针灸文献"。"该书对针灸学术的保存和弘扬，功绩巨大，影响深远，经久不衰，一直被奉为针灸学者必备之书。"（黄龙祥是中国中医科学院首席研究员）

金瑛主任医师在采访中谈道："杨继洲针灸疗法取穴少而精，一般都在10个穴位以下，有时甚至选用两三个穴位就能解决问题。""杨氏家传与独创的操作手法，丰富的临床经验，珍贵的针灸处方，都值得进一步保护、发掘、整理、继承。""杨继洲针灸的特点就是针药结合，针治其外，汤药治其内，注重手法，术惠于民，让患者少受苦，有更高的效率和更好的效果。"（金瑛是衢州市名中医，国家非物质文化遗产代表性项目杨继洲针灸第五代学术传承人，浙江省中医药重点学科针灸推拿学学科带头人）

二、学派传承

杨继洲针灸的传承途径主要分为两种，其一，是以浙江衢州地区民间针灸私淑式或师承式传承。私淑这种传承形式是指虽没有得到某人的亲身教授，但因敬仰他的学问，通过研读其著作等方式承传其学术，并尊之为师。其二，是四百多年间不同版本的《针灸大成》、其他相关书籍、论文、文章、学术交流、医院医馆、塑像等方式不间断地流传。

（一）传承谱系

作为国家级非物质文化遗产项目的"杨继洲针灸"，是浙江衢州地区的一个中医针灸流派，其传承可追溯到清光绪年间。据浙江省非物质文化遗产项目记载：杨继洲针灸，自"清光绪以来100多年在衢州地区薪火相传，名师辈出（如邱茂良、王樟连等），传承谱系清晰，至今传承不衰。特别是第三代传人邱茂良先生，被誉为当代针灸泰斗，更是创立了独特手法，并通过其传人和学生不断地得以发扬光大，为针灸的世界传播做出了巨大贡献"。2017年10月6日的中国中医药报，刊登了作为杨继洲针灸第五代学术传承人金瑛的文章，记载了衢州一带杨继洲针灸学派的传承谱系，具体如下：

第一代，雷鹤明，衢州龙游人，清光绪九年（1883）生，17岁考中秀才，私淑杨继洲，成为有衢州区域流派特色的第一代"杨继洲针灸"宗师。因其擅长杨继洲针灸，驰驱白马行医，常为贫者施医送药而闻名，人称"白马先生"。民国十四年（1925）病故，传人周明耀。

第二代，周明耀（1894—1967），衢州龙游人，生于清光绪二十年，宗杨继洲《针灸大成》，师承雷鹤明，以"金针拨障术"闻名，在龙游县城自立诊所。并应北京同仁堂邀请，于1955年、1957年两度赴京为障盲患者治病。1967年病故。

第三代，邱茂良（1913—2002），衢州龙游人，我国著名针灸学家。1928年考入浙江兰溪中医专门学校，师从张山雷。1932年毕业返乡，并在故乡龙游短暂行医，曾拜诣当地名医周明耀，未果。历经周折后，于1941—1948年在家乡龙游行医，其间又请益周明耀，成为周明耀的弟子。而后，邱茂良在继承传统的基础上大力发展中医。其主编的高等医药院校教材《针灸学》（5版）把杨继洲下手八法列为重要手法。

第四代，王樟连，1951年生，衢州龙游人，国家级名中医。王樟连是20世纪70年代南京某部军医，师从邱茂良，后又师从针灸名家高镇五，1994年起在龙游设王樟连诊所。

第五代，金瑛，衢州龙游人，1989年师从王樟连教授，为其弟子。

2018年入选第五批国家级非物质文化遗产代表性项目代表性传承人名单，是"杨继洲针灸"的省级和国家级代表性传承人。

第六代，王爱君，师从金瑛。

刘珊记载了另外一个更详细版本的杨继洲针灸的传承谱系，该谱系是在中国（衢江）中医针灸试验区项目研究过程中，由当地政府提供。具体如图：

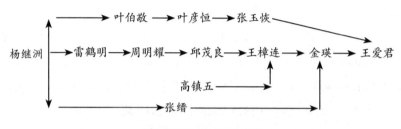

杨继洲针灸传承谱系图

这一官方提供的传承谱系，除了包括金瑛提供的一支传承外，还涉及其他几支传承的若干传承人，具体情况笔者未考证。

叶伯敬，祖籍兰溪，生长于开化。20世纪60年代叶伯敬被列入《浙江省名中医录》。曾任衢县中西医联合医院院长、衢县人民医院副院长。

叶彦恒，衢州柯城人，衢州近现代杨派针灸师，衢州近代四大名医叶伯敬之子，传技张玉恢。

张玉恢，浙江省非物质文化遗产项目"杨继洲针灸"代表性传承人，其诊所与衢州市中医医院（即杨继洲医院）并列为杨继洲非遗传承基地。

高镇五，浙江慈溪人，浙江慈溪匡堰高氏世医第五代传人，浙江中医临床名家，原浙江中医学院针推系及针灸学科创始人之一。传技王樟连。

张缙，相关情况参见历代评价。此外，张缙教授还多次深入衢州，协助衢州本地进行杨继洲针灸的传承和发扬，以传承工作室的形式，在衢州定期举办杨继洲针灸传承班，开办"杨继洲大讲堂"，协助衢江区申办杨继洲针灸传承基地。

综上，可以看出杨继洲针灸传承有如下特点：以《针灸大成》为研习对象，传承方式主要为私淑和师承，大多以里籍同乡为纽带，并非同姓嫡传；从公布的资料看，杨继洲针灸传承谱系清晰，从清代至今，已历经六代，薪火相传；以上传承谱系显示，杨继洲后人并没有在传承谱系当中。

传承谱系中为何没有杨继洲嫡系传人？杨继洲祖父、父亲及杨继洲本人均供职于太医院，但杨继洲之子杨承祯是否从医不详，其后代是否有从医者目前也无从考证。有资料记载，六一村居住着杨氏后人，如今无人能施针。杨继洲后人为何没有行医，具体原因已不可考。2017年衢江区政府、中国针灸学会、世界针灸学会联合会，面向全球发起世界杨氏后裔寻根问祖活动，希望能够征集杨继洲后裔及其传承人信息。但从公开的信息看，暂无明确结果。如上图所示，杨继洲针灸以家传方式的传承看似中断，但并未影响杨继洲针灸以其他方式不断传承。

（二）杨继洲针灸传承载体

杨继洲《针灸大成》及杨继洲针灸的技能，其传承除了依赖《针灸大成》多年来的不同版本、译本的传播外，还有很多与杨继洲《针灸大成》密切相关的著作、论文、会议等，而杨继洲针灸技法的传承则依赖相关医疗机构发展、医学培训等多种形式。

1.《针灸大成》相关书籍及论文

《针灸大成》自1601年首次刊行以来，在历时420年的时间里，被历代先后翻刻了数十次。《中国中医古籍总目·针灸推拿卷》记载，目前存世的版本有79种，其中明代版本2种、清代52种、民国期间23种、1949年后2种，平均不到6年就被翻刻1次。有学者统计，这种刊印密度在针灸著作中位列第1，在7661种中医药书籍之中居第12位。而《针灸大成》不同版本的刊刻出版，对于杨继洲学术思想和针灸技法的传承和传播，起到十分重要的作用。国家中医药管理局启动的"优秀中医临床人才研修项目"列出必读书目 70 部，《针灸大成》就是其中的一部。而杨继洲《针灸大成》中的部分内容，又被后世医家著书所收录，一定程度上促进了杨继洲学术思想和针灸技法的传承。具体参见后世发挥章节。

对《针灸大成》进行深入整理研究并出版相关著作的学者们，进一步推动了杨继洲学术思想和《针灸大成》的传承、发展和传播，也推动了杨继洲针灸技法的临床应用。其中最为著名的，为张缙教授及其团队编写的《针灸大成校释》一书。成书的《针灸大成校释》有近百万字，内容论述详尽，通俗易懂。仅 1984—1999 年，《针灸大成校释》15 年之间就被印刷了 7 次，达 4.6 万册，成为国内外的畅销书籍，受到广大读者的欢迎。该书还荣获了国家中医药管理局 1989 年科技进步二等奖、国家出版总署全国古籍整理研究三等奖（1992 年），这样的双奖殊荣在中医文献整理研究中，仅有《针灸大成校释》与南京中医药大学的《本草纲目》。《针灸大成校释》（第 2 版）出版于 2010 年，比第 1 版增加了近 3 万字，并在第 1 版基础上，增加了按语，对杨继洲针灸特别是刺法部分进一步开展了现代阐释。

纪晓平、郜树义编著的《明代针灸学家杨继洲》，出版于 1990 年，该书对杨继洲学术思想和临证经验进行了简要的论述。

2017 年由天津中医药大学陈泽林教授主编的全国中医药行业高等教育十三五创新教材《〈针灸大成〉导读》，是第一部以《针灸大成》为主要内容的教材。

此外，尚有很多书籍的某些章节介绍了杨继洲和《针灸大成》，如《中国中医古籍总目》《四库全书总目》《辞海》《中国人物词典》《各家针灸学说》《针灸流派概论》等，对于杨继洲针灸的传承和传播都起到了一定作用。

从论文方面看，有关杨继洲及《针灸大成》各类论文数量众多，从文献内容方面看，主要围绕杨继洲的里籍、《针灸大成》版本、杨继洲的学术思想、针刺手法及临证经验、现代临床应用等方面开展，以文献研究和临床研究为主。相关论文检索情况已在编写说明中详述，此不赘述。而同为明代刊刻出版、较为著名的徐凤的《针灸大全》、高武的《针灸聚英》，无论是全文检索还是主题检索，其体量均远远小于《针灸大成》。这说明，人们对于杨继洲《针灸大成》一书及杨继洲其人的关注度，远高于其他针灸著作和针灸医家，这在一定程度上反映了杨继洲之针灸学术的传承和传播情况。

2. 杨继洲针灸非物质文化遗产保护和传承

杨继洲《针灸大成》传播广泛，在针灸学史上影响重大。杨继洲针灸在衢州当地有着清晰的传承谱系，如何将杨继洲针灸保护好、继承好、发展好，这不仅是衢州医者的责任，也是全国针灸学界的责任，是政府的责任。为此，衢州市开展了积极的杨继洲针灸申遗工作，并取得了一定成绩。

2009 年，"衢州杨继洲针灸"项目被列入第三批浙江省非物质文化遗产名录，成为衢州市首个传统医药类省级非物质文化遗产。同年，衢州张玉恢被列为"衢州杨继洲针灸"的省级非遗项目代表性传承人。2014 年，"杨继洲针灸"入选第四批国家级非物质文化遗产代表性项目名录，成为该名录传统医药类唯一的针灸项目，这也是衢州地区首个传统医药类国家级非物质文化遗产。2018 年，衢州市中医医院的金瑛被列入第五批国家级非物质文化遗产代表性项目代表性传承人名单，成为杨继洲针灸第五代传承人。

1993 年，作为"杨继洲针灸"的主要传承基地、杨继洲学术思想载体的衢州市中医医院增挂"杨继洲医院"牌子。2008 年，该院被确定为市级非物质文化遗产项目"杨继洲针灸"保护单位，并在"杨继洲针灸"文化弘扬、传承人的认定、文献搜集、申请非遗保护等方面做了系列工作。如坚持实践杨继洲针灸"下手八法""十二字分次第手法"等杨继洲家传与独创的针灸操作技法、建立"非遗传承基地"、系统收集整理了完整的《杨继洲针灸档案》、由该院杨继洲针灸第五代传承人金瑛主编完成了《杨继洲针灸学术思想传承与临床应用汇编》等，在杨继洲针灸传承的道路上又向前迈进了一步。另外一家"杨继洲针灸"传承机构，是作为省级非遗项目传承人张玉恢的张玉恢中医诊所，遗憾的是张玉恢已于2015年6月14日病逝。

3. 衢州本地会议及培训

以杨继洲《针灸大成》为主题的学术会议、培训，通过学术交流和跨界交流的形式，将杨继洲学术思想和针灸技法不断传承、推广、发展，使杨继洲《针灸大成》在后世医家中代代相传。2005年，在浙江衢州，由中国针灸学会主办了"纪念杨继洲《针灸大成》404周年学术思想研讨会"，也是自2005年起，关于杨继洲《针灸大成》的相关研究，呈现上升趋势。2013年，衢州市中医医院成功举办国家级继续教育项目"杨继洲针灸传承与应用新进展"。同年，该项目被列为浙江省中医基层适宜技术推广项目。2015年，衢江举办了世界针灸周暨杨继洲纪念活动，同时面向全球发起世界杨氏后裔寻根问祖活动。2016年，世界针灸康养大会筹备会暨浙江省针灸学会2016学术年会在衢州衢江区举行。会议还在衢江区杨继洲文化广场举行了公祭仪式，并给杨继洲雕像揭幕。此外，还有多个国内和国际针灸相关学术会议在衢州开展，如"世界针灸康养大会"将衢州设为永久性常设会址。

4. 其他

为纪念针圣杨继洲，在衢州市宁绍巷的神农殿里，塑有杨继洲的半身像。位于衢州城区的杨家巷就是以杨氏命名，一直沿用至今。2013年，衢江区在廿里镇六都杨村建成杨继洲针灸文化馆。同年，世界著名中医针灸专家、中国工程院院士石学敏教授在衢江区为杨继洲针灸文化馆题词："中华第一神针"。2014 年，借"杨继洲针灸"入选国家非物质文化遗产名录的机遇，衢江区启动了国内首部以国家非遗项目"杨继洲针灸"为题材的微电影《神针》的拍摄，并于 2015 年 1 月完成制作。2016 年，杨继洲公园在廿里镇建成。公园内的杨继洲雕像、针灸文化长廊等全面展示了"杨继洲针灸"这一人类文化瑰宝。此外，在建和已建成的还有杨继洲针灸博物馆、杨继洲针灸研究院、杨继洲针灸学院等。多种形式的对于杨继洲《针灸大成》学术思想和针灸技法的传承和纪念，必将进一步促进杨继洲针灸学派的发展。

三、后世发挥

《针灸大成》一书承载了杨继洲的学术思想和临证经验，随着《针灸大成》一书 420 年来的广泛流传，杨继洲学术思想和临证经验也得到了后人的广泛学习，并不断加以推广和发挥。

在《针灸大成·卷四·三衢杨氏补泻》中着重介绍的杨继洲十二字分次第手法、下手八法、二十四式复式手法等针刺方法，·这些刺法不仅包括了进针、候气、催气、行气等多种针法，还包括各种单式或复式补泻手法，以及出针的方法等。杨继洲针刺手法相对规范化的操作，对于当时的针灸学界具有整合、统领、规范的意义，对于现代的针灸规范化研究也具有重要意义。其创立的下手八法、十二字分次第手法将针刺手法操作进一步系统化、规范化，为后世学者提出了可供参考的指标。有学者结合临床经验，分析了杨继洲下手八法的操作和临床应用。如，高章营认为，揣法应当分为意揣和手揣，病人的体位也属于揣法的内容，并且提出，可以应用揣法作为验证诊断准确的参考，司外揣内，通过揣寻穴位来推测内脏变化，这对于临床诊治具有一定意义。李琳认为，临床运用揣法，还可以寻找腧穴本身所出现的反应如酸、麻、胀感以及疼痛、结节等病理反应点，可进一步协助诊断和取穴。并认为，现代耳诊中用探针按压耳郭寻找敏感点及穴位，也应属于揣法的范畴。其在临床治疗经筋病如面瘫、腰腿痛时，常配合循法和摄法以导气至病所，取得良好的解痉、止痛的效果。据纪晓平等在《明代针灸学家杨继洲》一书中记载，杨继洲针刺手法在现代科研、临床、教学领域均被作为重点内容进行研究、应用和讲授。同时，将杨氏八法作为重要手法向国外介绍，引起了世界各国的重视和极大兴趣。

杨继洲提出"刺有大小"，这一理论认为针刺可分为大补大泻、平补平泻（小补小泻），这是关于针刺刺激量的论述。刺有大小理论促进了现代针刺量学的发展，特别是如何界定针刺的刺激量。目前，学界比较公认的观点是，以针刺基本要素来界定针刺量大小，这些基本要素一般包括针刺的频率、幅度、角度、力度及时间等。石学敏于 20 世纪 70 年代率先提出了针刺手法量学理论，基于其提出的"醒脑开窍"法的针刺手法量学研究，已经形成了以水沟、极泉、尺泽、合谷透三间、委中、三阴交、丘墟透照海、秩边透水道、天突等 9 个穴位针刺方法为代表的具体针刺量化操作方法。袁宜勤等重点研究了提插法和捻转法的刺激量，并将刺激量按照大、中、小进行量化。①提插法的小刺激量：提插幅度＜ 5mm，频率＜ 90 次 / 分，用力较轻，操作时间较短；中刺激量：提插幅度为 5 ～ 10mm，频率为 90 ～ 120 次 / 分，用力与操作时间适中；大刺激量：提插幅度＞ 10mm，频率＞ 120 次 / 分，用力较重，操作时间较长。②捻转法的小刺激量：捻转角度＜ 180°，频率＜ 90 次 / 分，用力较轻，操作时间较短；中刺激量：捻转角度为 180°～ 360°，频率为 90 ～ 120 次 / 分，用力与操作时间适中；大刺激量：角度＞ 360°，频率＞ 120 次 / 分，用力较重，操作时间较长。除了根据针刺基本要素来确定刺激量大小外，还可根据行针时候机体的反应来判断刺激量的轻重。如盛燮荪等提出的针刺不同刺激量的区分：①轻刺激以得气为度。进针入穴以后术者觉针下沉紧，患者感觉针刺局部有酸胀重等感觉即停止，不再施行手法。②中等刺激以舒适为度。即在得气以后继续施行一定手法，使之持续保持针感，使患者感觉到局部的酸胀感是轻重适度的或有全身舒适感。③强刺激以酸困为度。在得气的基础上反复施行捻转提插，为幅度大、频率高的手法，令针下有较强但能忍受的酸麻胀重感，或在出针后仍有针感留存。也有学者将刺激量大小的调控因素归纳为单穴刺激量和总刺激量两部分，其中单穴刺激量的调控因素包括针具、针刺深度、补泻手法、患者的感受；总刺激量的调控因素单穴刺激量、腧穴数量、留针时间和治疗间隔来综合评价。针刺刺激量与时效的研究也在进行。相关的研究结果显示，只有在选穴准确的基础上，采取定量、精确的针刺刺激，才能够达到最佳针刺效果。

　　杨继洲的临证经验强调针药并重，在《针灸大成》的杨继洲医案里也多次体现了针药并用、针灸药并用。针药并重的观点一直影响至今，在高等医学院校研究生教材《针灸流派概论》里，杨继洲与孙思邈、张介宾并列针药并重派的代表人物。后世在传统针灸理论指导下，结合现代科学技术，将针药并重的外延扩大，纳入了诸如穴位注射、穴位埋线等将注射用针与现代药物相结合的治疗技术，以一种新的针药并重的方式应用于临床。

　　《针灸大成》中杨继洲医案的编写体例也被后世运用。《针灸大成》的内容编撰，具有鲜明的临床特色，这较之此前的针灸著作在编写上有着明显的区别。明以前的针灸著作大多详细记载经络、腧穴，临床治疗内容仅限于歌赋中某穴治某症，比较详细的临床治疗内容记载相对较少，对作者的临床思维和治症经验阐释有限。但在《针灸大成》一书中，则明确地体现了杨继洲在针灸治疗中的辨证论治。如《针灸大成·卷九·杨氏医案》记载了杨继洲治疗的 33 例临床案例，大部分医案的记载都有主要症状、辨证论治、具体治疗方案和经验总结。这种记载医案的方式，是以往针灸著作中没有的，对以后的针灸书籍的编辑起到了一定的示范作用。在《针灸大成》以后的针灸著作、现代针灸书籍以及针灸教材，其所涉及的辨证论治均较为详细，这是杨继洲学术思想流传于后的具体表现。

四、国外流传 🦢

（一）《针灸大成》的国外流传

杨继洲的《针灸大成》，是明代以来四百多年间流传最广的针灸学著作，自成书以来，受到世人的极大关注，无论是明以后的医家还是现代的医者，都推崇该书。当代针灸界更是将《针灸大成》认定为继《内经》《针灸甲乙经》之后的针灸学的第三次大总结。《针灸大成》蜚声针坛，被译成英、日、德、法、拉丁等语言，并伴随世界非物质文化遗产中国针灸，传播到140多个国家和地区，意义重大，影响深远。《针灸大成》也成为医学界的经典，杨继洲也因此而成为中医史上声望卓著的针灸学家。1863年，法国驻华领事达布理的《中国医学大全》出版，其中节译了杨继洲《针灸大成》，此书成为当时法国针灸师的案头读物。

（二）杨继洲针灸的国外流传

杨继洲《针灸大成》在海外有巨大影响，国际交流活动进一步促进了其传播。

1985年，杨继洲针灸学术国际研讨会在浙江金华胜利召开。2005年，在浙江衢州召开"杨继洲《针灸大成》学术思想研讨会"，有国内外近50位专家学者参会。2016年，在日本东京/筑波结束的世界针灸学会联合会第八届执行理事会第四次会议上通过：2017世界针灸康养大会将在中国浙江衢江举行，世界针灸康养大会永久性常设会址落户衢江。同年，由衢江投拍的国家非物质文化遗产杨继洲针灸的宣传片《针圣故里》英文国际版国内首次公映。后来，这部宣传片还在美国、日本、西班牙等全球35个国家、1万多家中餐馆循环播放一年，弘扬了中华优秀的中医针灸文化。2017年，首届"世界针灸康养大会"在衢江召开。2018年，世界针联第四届国际传承班在衢江开班。同年，"世界针灸活力衢江"针灸康养产业论坛暨"杨继洲针灸康养全球行动"启动仪式在衢江区举行。大会上启动了"杨继洲针灸康养全球行动"计划，即依托杨继洲针灸"三院"（杨继洲针灸医院、杨继洲针灸学院、杨继洲针灸研究院），在衢江区设立"杨继洲针灸保健全球连锁总部"（运营总部设在杭州钱江新城），并计划5年间在世界各地特别是"一带一路"沿线国家设立1000家以上"杨继洲针灸保健全球连锁店"，为全人类的健康创造福祉。活动期间，潘基文亲笔题写毛笔字书法作品"杨继洲针灸"，落款"第八任联合国秘书长 潘基文 2018年11月1日"，并将其赠送给衢江区政府。

私淑杨继洲的针灸学者，通过与海外的交流，进一步促进了杨继洲针灸的国际传播。例如张缙教授先后七次被载入美国传记中心和英国剑桥的《世界名人录》，并分别被这两个组织聘为理事和终身研究员。他还被美、日、法、匈牙利等国的中医针灸学会聘为名誉会员和顾问。张缙教授还通过在海外如匈牙利、罗马尼亚、波兰、奥地利等多国办针刺手法培训班的方式，传播中国针灸，从一定程度上也促进了杨继洲针灸和《针灸大成》在海外的传播和发展。

综上所述，明代杰出的针灸医学家杨继洲，既有精深的医学理论，又有丰富的临床经验，其所编著的《针灸大成》，瑰宝荟萃，英华毕集，流传深广，在后世产生了深远的影响，蜚声海内外。杨继洲尊崇经典，以《内经》《难经》为本源，师古而不泥古；其深入研究经典著作，临证重视经络理论，汇集各家之长，结合家传经验和个人临床经验，总结和创新针刺手法，提出下手八法和十二字分次第手法，建立了比较规范和实用的针刺手法体系；提出"刺有大小"之说，该说至今仍为指导针灸临床的重要理论；对于灸法从多方面总结，规范了灸法操作；倡导针、灸、药并重的原则，强调临床治疗应当综合运用针灸和药物。杨继洲的理论和临证经验，对于针灸理论和临床实践至今仍发挥着重要的指导作用。

杨继洲

参考文献

著作类

［1］杨继洲著；靳贤补辑重编，黄龙祥整理.针灸大成［M］.北京：人民卫生出版社，2006.

［2］黄帝内经素问［M］.北京：人民卫生出版社.1963.

［3］灵枢经［M］.北京：人民卫生出版社，1963.

［4］皇甫谧.针灸甲乙经［M］.影印本.北京：人民卫生出版社，1956.

［5］孙思邈.备急千金要方［M］.北京：人民卫生出版社，1955.

［6］孙思邈撰；刘更生点校.千金方［M］.北京：华夏出版社，1993.

［7］王焘.外台秘要［M］.太原：山西科学技术出版社，2013.

［8］宋太医院编；郑金生点校.圣济总录［M］.北京：人民卫生出版社，2013.

［9］王执中.针灸资生经 针经摘英集［M］.北京：人民卫生出版社，2015.

［10］刘纯.医经小学［M］.北京：中国中医药出版社，2015.

［11］陈会.神应经［M］.北京：中医古籍出版社，2000.

［12］徐凤.针灸大全［M］.北京：人民卫生出版社，1987.

［13］方贤.奇效良方［M］.北京：商务印书馆，1959.

［14］王九思等辑；吴吕广等注.难经集注［M］.上海：商务印书馆，1955.

［15］高武纂集；黄龙祥整理.针灸聚英［M］.北京：人民卫生出版社，2006.

［16］高武.针灸聚英［M］.北京：人民卫生出版社，2014.

［17］汪机.针灸问对［M］.上海：上海科学技术出版社，1959.

［18］汪机著；郭静，杨光点校．针灸问对［M］．北京：北京科学技术出版社，2018.

［19］高武．针灸节要［M］．上海：上海书店出版社，1986.

［20］徐春甫编集；崔仲平，王耀廷主校．古今医统大全［M］．北京：人民卫生出版社，1991.

［21］李梴．医学入门［M］．北京：人民卫生出版社，2006.

［22］龚信．古今医鉴［M］．北京：中国医药科技出版社，2014.

［23］辑者不详．针灸六赋［M］．北京：新华书店点北京发行所，1988.

［24］张介宾．类经［M］．北京：人民卫生出版社，1957.

［25］张介宾．类经图翼［M］．北京：人民卫生出版社，1965.

［26］曾国荃，王轩，杨笃，等．（光绪版）《山西通志》卷八十六［M］．北京：中华书局，1990.

［27］张廷玉．明史［M］．北京：中华书局，1974.

［28］吴谦．医宗金鉴［M］．北京：中国医药科技出版社，2011.

［29］永瑢，纪昀．四库全书总目提要［M］．上海：上海科学技术出版社，1992.

［30］李守先．针灸易学［M］．北京：人民卫生出版社，1990.

［31］李学川．针灸逢源［M］．上海：上海科学技术出版社，1987.

［32］（日）丹波元胤．中国医籍考［M］．北京：人民卫生出版社，1956.

［33］廖润鸿．针灸集成［M］．北京：新华书店发行，1986.

［34］曾国藩，刘坤一，赵之谦，等．（光绪）江西通志［M］．上海：上海古籍出版社，1967.

［35］任县志编纂委员会．任县志第五卷［M］．北京：中华书局出版社，1941.

［36］南京中医学院医经教研组．难经译释［M］．上海：上海科学技术出版

社，1961.

[37]黑龙江省祖国医药研究所.针灸大成校释［M］.北京：人民卫生出版社.1984.

[38]南京中医学院中医系.黄帝内经灵枢译释［M］.上海：上海科学技术出版社，1986.

[39]靳瑞.针灸医籍选［M］.上海：上海科学技术出版社，1986.

[40]纪晓平，郜树义.明代针灸学家杨继洲［M］.北京：中国科学技术出版社，1990.

[41]薛清录.全国中医图书联合目录［M］.北京：中医古籍出版社，1991.

[42]衢县志编纂委员会.衢县志第二十四编［M］.北京：中华书局出版社，1992.

[43]黄龙祥.针灸名著集成［M］.北京：华夏出版社，1996.

[44]杨兆民.刺法灸法学［M］.上海：上海科学技术出版社，1996.

[45]张灿玾.中医古籍文献学［M］.北京：人民卫生出版社，1998.

[46]郑林.张志聪医学全书［M］.北京：中国中医药出版社，1999.

[47]李志庸.张景岳医学全书［M］.北京：中国中医药出版社，1999.

[48]黄龙祥.中国针灸学术史大纲［M］.北京：华夏出版社，2001.

[49]薛清录.中国中医古籍总目［M］.上海：上海辞书出版社，2001.

[50]《续修四库全书》编纂委员会.续修四库全书［M］.上海：上海古籍出版社，2002.

[51]《中国医籍大辞典》编纂委员会.中国医籍大辞典［M］.上海：上海科学技术出版社，2002.

[52]长治市地方志办公室.潞安府志（上函）第二十四册［M］.北京：中华书局，2002.

［53］石学敏．针灸学［M］．北京：中国中医药出版社，2002．

［54］黄龙祥．中国针灸史图鉴［M］．青岛：青岛出版社，2003．

［55］黄龙祥．中国针灸刺灸法通鉴［M］．2版．青岛：青岛出版社.2004．

［56］黄龙祥．中医必读百部名著针灸卷［M］．北京：华夏出版社，2007．

［57］巢元方著；高文柱，沈澍农校注．诸病源候论［M］．北京：华夏出版社，2008．

［58］孙思邈著；高文柱，沈澍农校注．备急千金要方［M］．北京：华夏出版社，2008．

［59］河北医学院校释．《灵枢经》校释［M］．2版．北京：人民卫生出版社，2009．

［60］魏稼．针灸流派概论［M］．北京：人民卫生出版社.2010．

［61］黄龙祥，黄幼民．针灸腧穴通考：《中华针灸穴典》研究［M］．北京：人民卫生出版社，2011．

［62］高希言，田岳凤．各家针灸学说［M］．2版．北京：中国中医药出版社，2016

［63］张灿玾，徐国仟，宗全和．黄帝内经素问校释［M］．北京：中国医药科技出版社，2016．

［64］钱超尘，钱会南校注考证．金刻本《黄帝内经素问》校注考证［M］．北京：学苑出版社，2017．

［65］高希言．针灸流派概论［M］．2版．北京：人民卫生出版社，2017．

［66］张缙．针灸大成校释［M］．2版．北京：人民卫生出版社，2019．

论文类

［1］王永生.明代伟大的针灸学家杨继洲及其著作［J］.中医杂志，1958，第2号：131-132.

［2］王雪苔.略论《针灸大成》［J］.中医杂志，1962，第7号：28-30.

［3］魏稼.第三章古代针灸流派（一）［J］.江西中医药，1983（6）：58-66.

［4］陈道瑾.试述明清时期针灸学的兴衰［J］.南京中医学院学报，1985(4)：43-45.

［5］高章营.论杨继洲针刺的"下手八法"［J］.中医杂志.1986（10）：52-53

［6］邵子盛.《保婴神术·按摩经》考略［J］.按摩与导引，1987（2）：15-17.

［7］刘炜宏，王德深.明代针灸著作总体特点述略［J］.上海针灸杂志，1987（4）：31-33

［8］高永祥.明清时期小儿推拿的发展概况和学术特点［J］.按摩与导引，1988（2）：21-22，46.

［9］何玲.杨继洲学术思想形成基础浅析［J］.陕西中医学院学报，1989，12（2）：36-39.

［10］李鸿江.按摩与导引发展史略［J］.按摩与导引，1990（5）：23-28.

［11］徐青，王水英.为古名医正籍［J］.浙江档案，1992（11）：34.

［12］黄兴土.杨继洲故里考证新得［J］.中国针灸，1993（2）：51-52.

［13］丁渡明.浅议"宁失其穴，勿失其经"［J］.中国针灸，1993（3）：51.

［14］长青.杨济时［J］.山西中医，1995，11（5）：41.

［15］吴少祯.论明代儿科学的几大特征［J］.北京中医药大学学报，1997，
　　　　20（2）：12-13.

［16］李永方，尚景盛，郑蕙田.《针灸大成·医案》析（续一）［J］.上海
　　　　针灸杂志，1997，16（2）：40-41.

［17］李永方，尚景盛，郑蕙田.《针灸大成·医案》析（续二）［J］.上海
　　　　针灸杂志，1997，16（3）：40-41.

［18］张晨光，李永方，郑蕙田.《针灸大成·医案》析（续三）［J］.上海
　　　　针灸杂志，1997，16（4）：39-40

［19］张晨光，尚景盛，李永方，等.《针灸大成·医案》析（续四）［J］.
　　　　上海针灸杂志，1997，16（5）：38-39

［20］尚景盛，李永方，郑蕙田.《针灸大成·医案》析（续五）［J］.上海
　　　　针灸杂志，1997，16（6）：36-37

［21］尚景盛，李永方，张晨光，等.《针灸大成·医案》析（续完）.［J］.
　　　　上海针灸杂志，1998，17（1）：44-45

［22］李琳.杨氏"下手八法"及其临床运用［J］.贵阳中医学院学报，
　　　　1998，20（1）：45-46

［23］黄龙祥.中医古籍版本鉴定常见问题例说［J］.1998，20（2）：129-
　　　　152.

［24］吴耀.《奇效良方》综合针刺手法理论源与流的考析［J］.针灸临床
　　　　杂志，1998，14（5）：3-5.

［25］盛燮荪，戴晴.针刺手法中的度、量与层次概念［J］.浙江中医杂志，
　　　　1999（5）：185-186

［26］金宏柱，查炜.明代小儿推拿专著举要［J］.南京中医药大学学报（社
　　　　会科学版），2000，1（4）：205-206.

［27］傅维康.杨继洲与针灸要籍——《针灸大成》刊行四百周年［J］.上

海中医药杂志，2001（2）：41

［28］赵毅.《小儿按摩经》考略［J］.上海中医药杂志，2001（8）：43-44.

［29］袁宜勤，海月明，顾星，等.针刺手法规范化的初步研究［J］.中医药学刊，2002，20（2）：230-231.

［30］张欧.从"宁失其穴，勿失其经"探讨经穴主治及取穴规律［J］.辽宁中医杂志，2002，29（4）：227.

［31］朱勇，盛燮荪.杨继洲截担补泻法简析［J］.针灸临床杂志，2003，19（11）：1-2

［32］程勤.浅谈馆藏文物的社会价值［C］.浙江省博物馆学会.浙江省博物馆学会2004年学术研讨会文集.浙江省博物馆学会：浙江省博物馆学会，2004：62-64.

［33］杜小正，秦晓光，尹少兰."宁失其穴勿失其经"之我见［J］.中医药学刊，2005，23（8）：1508-1510.

［34］张缙.对《针灸大成》的研究［C］.中国针灸学会.杨继洲《针灸大成》学术思想研讨会论文汇编.中国针灸学会，2005：7-13.

［35］张缙.略论《针灸大成》的版本［G］.中国针灸学会.杨继洲《针灸大成》学术思想研讨会论文汇编.中国针灸学会，2005：10-18.

［36］李鼎.杨继洲《卫生针灸玄机秘要》与《针灸大成》［G］.中国针灸学会.杨继洲《针灸大成》学术思想研讨会论文汇编.中国针灸学会，2005：2

［37］黄龙祥.《针灸大成》的版本、构成及其作者［C］.中国针灸学会.杨继洲《针灸大成》学术思想研讨会论文汇编.中国针灸学会，2005：23-28.

［38］卓春萍，邓伟，李瑞.《针灸大成》中针灸医案特点分析［J］.中国针灸，2008，28（10）：773-776.

［39］杨明星.石学敏院士穴位刺法精要［J］.中国针灸，2008，28（10）：743-745

［40］刘健，樊小农，王舒，等.针刺量学和规范化研究中针灸仪器应用的思考［J］.中国针灸，2009，29（1）：35-39.

［41］马秋平.《针灸大成》主要学术思想及其影响探索［J］.中国中医药现代远程教育，2010，8（17）：9-10.

［42］戴铭，林怡，李成文.杨继洲针灸学术思想述要［J］.中华中医药杂志，2011，26（10）：2205-2207

［43］廖品东.论明清小儿推拿的形成及意义［G］.中华中医药学会推拿分会.第十三次中医推拿学术年会暨推拿手法治疗脊柱相关疾病高级培训班论文汇编.中华中医药学会推拿分会：中华中医药学会，2012：31-34.

［44］夏逸群，张成博.明代医药机构设置与世医制度浅析［J］.山东中医药大学学报，2013，37（2）：143-144

［45］张晶，田思胜.试论《针灸大成》中的针药结合思想［J］.辽宁中医杂志，2013，40（3）：441-444

［46］伍康平，赵灵洁.杨继洲与《针灸大成》［J］.浙江档案，2013，（8）：52-53.

［47］孙悦，张明波.论针道之神［J］.辽宁中医药大学学报，2013，15（8）：169-171

［48］王东岩，李姝，王斌，等.关于针刺刺激量定量化研究的设想［J］.上海针灸杂志，2013，32（5）：410-412

［49］杨东方.《四库全书总目》金元明清医籍提要补正［J］.安徽中医学院学报，2013，32（2）：18-21

［50］张红果，李定祥.《针灸大成》治疗脾胃病特色探讨［J］.中国中医

药现代远程教育，2014，12（5）：41-43

［51］魏俊杰．衢州古代文献述要［J］．浙江师范大学学报（社会科学版），2014，39（4）：10-15.

［52］朱仲华．从《针灸大成·医案》看杨继洲痰证辨治特色［J］．新中医，2014，46（7）：242-243

［53］张永臣．齐鲁针灸流派概述［C］．中国针灸学会针灸文献专业委员会、《中国针灸》杂志社．中国针灸学会针灸文献专业委员会2014年学术研讨会论文集．中国针灸学会针灸文献专业委员会、《中国针灸》杂志社：中国针灸学会，2014：66-71.

［54］浙江非物质文化遗产网．针灸（杨继洲针灸）［A/OL］．（2014-12-09）［2020-04-29］．http://www.zjfeiyi.cn/xiangmu/detail/49-2740.html

［55］纪征瀚，严季澜，王淑斌，等．明代瘰病外治法的发展［J］．中华中医药杂志，2015，30（2）：362-364.

［56］江南，张强，祁天培，等．中医药在英国的传播与发展现状［J］．中国民族民间医药，2015，24（1）：56-57

［57］张晶．试论《针灸大成》的学术影响［C］．山东针灸学会．山东针灸学会第七届学术年会论文集．山东针灸学会：山东针灸学会，2015：28-31.

［58］魏慧．内源性医学在明代的发展——明代导引医学杰出人物及著作（二）［J］．首都食品与医药，2016，23（5）：70-71.

［59］王浩然，王爱芸，沈庆思，等．齐鲁医家杨继洲《针灸大成》学术思想浅析［J］．辽宁中医杂志，2016，43（6）：1176-1178.

［60］周清辰，赵吉平．针刺刺激量临床应用分析［J］．中华中医药杂志，2016，31（11）：225-226

［61］陈岩波．针灸在俄罗斯研究文献溯源［J］．针灸临床杂志，2017，33（1）：

69-72.

［62］俞晓旸，许军峰，石学敏.《针灸大成》明代刊本新考［J］.中国针灸，2017，37（2）：225-226.

［63］金瑛.杨继洲针灸的源流和特色［N］.中国中医药报，2017-10-16.

［64］童惠平.杨继洲生卒与里籍考［C］.中国针灸学会.2017世界针灸学术大会暨2017中国针灸学会年会论文集.中国针灸学会：中国针灸学会，2017：712.

［65］胡列.中国针灸健康全球—2017首届世界针灸康养大会在衢州市衢江区举行［J］.绿色中国，2018，（2）：6-15.

［66］朱勉生，阿达理，鞠丽雅.中医药在法国的发展史、现状、前景［J］.世界中医药，2018，13（4）：1013-1019，1024.

［67］魏辉，巩昌镇，田海河，等.针灸发展方向访谈（一）［J］.中医药导报，2018，24（9）：1-7.

［68］朱建平.浙派中医对中医药学术进步的贡献［J］.浙江中医杂志，2018，53（10）：703-705.

［69］孟庆云.光辉灿烂的中国医药学［J］.中国中医基础医学杂志，2019，25（1）：1-4.

［70］谢强，胡启煜，黄冰林.盱江55位医药历史名人传略（续二）［J］.江西中医药，2019，50（5）：3-5.

［71］刘珊，段晓华，唐禄俊，等.杨继洲学术思想来源探究［J］.中医杂志，2019，60（10）：898-900.

［72］刘建华.针灸圣地正起航［J］.小康，2019（15）：41-42.

［73］国务院办公厅.国务院办公厅关于加强我国非物质文化遗产保护工作的意见:（国办2005（18）［A/OL］.（2008-03-28）［2020-04-29］.http://www.gov.cn/zhengce/content/2008-03/28/content_5937.html.

［74］李志诚《易》学与中医学之相通性研究［D］.南京：南京中医药大学，2004.

［75］向华.杨继洲针刺手法学术渊源考辨［D］.北京：北京中医药大学，2007.

［76］马力群.艾灸疗法医案研究［D］.广东：广州中医药大学，2009.

［77］刘耀崇.《黄帝内经》与《针灸大成》针灸禁忌研究［D］.广东：广州中医药大学，2010.

［78］林文雄.明代中医养生思想与方法研究［D］.南京：南京中医药大学，2010.

［79］林宗辉.宋明理学中的养生思想研究［D］.南京：南京中医药大学，2010.

［80］蔡通.针刺补泻的文献研究［D］.广东：广州中医药大学，2010.

［81］姬晓兰.单式针刺补泻手法的起源与发展［D］.北京：北京中医药大学，2011.

［82］徐三翰.针灸治疗痛症的针灸甲乙经与针灸大成文献研究［D］.广东：广州中医药大学，2011.

［83］张昆.灸法的古今文献研究［D］.济南：山东中医药大学，2011.

［84］张晶.《针灸大成》的文献研究［D］.济南：山东中医药大学，2012.

［85］李佩芸.从《内经》《儒门事亲》《针灸大成》探讨刺络放血疗法的应用［D］.广东：广州中医药大学，2013.

［86］李璇.对张缙教授现代针灸学术分科问题的研究［D］.哈尔滨：黑龙江省中医药科学院，2016.

［87］董清华.针刺手法源流浅探［D］.哈尔滨：黑龙江中医药大学，2018.

［88］陶清.针灸技术史论［D］.哈尔滨：黑龙江中医药大学，2018.

［89］刘珊."杨继洲针灸"品牌研究［D］.北京：北京中医药大学.2018

《中医历代名家学术研究丛书》医家名录

（总计102名，以医家出生时间为序）

汉晋唐医家（6名）

张仲景　王叔和　皇甫谧　杨上善　孙思邈　王　冰

宋金元医家（19名）

钱　乙　刘　昉　陈无择　许叔微　陈自明　严用和

刘完素　张元素　张从正　成无己　李东垣　杨士瀛

王好古　罗天益　王　珪　危亦林　朱丹溪　滑　寿

王　履

明代医家（24名）

楼　英　戴思恭　刘　纯　虞　抟　王　纶　汪　机

薛　己　万密斋　周慎斋　李时珍　徐春甫　马　莳

龚廷贤　缪希雍　武之望　李　梴　杨继洲　孙一奎

吴　崑　陈实功　王肯堂　张景岳　吴有性　李中梓

清代医家（46名）

喻　昌　傅　山　柯　琴　张志聪　李用粹　汪　昂

张　璐　陈士铎　高士宗　冯兆张　吴　澄　叶天士

程国彭　薛　雪　尤在泾　何梦瑶　徐灵胎　黄庭镜

黄元御　沈金鳌　赵学敏　黄宫绣　郑梅涧　顾世澄

王洪绪　俞根初　陈修园　高秉钧　吴鞠通　王清任

林珮琴　邹　澍　王旭高　章虚谷　费伯雄　吴师机

王孟英　陆懋修　马培之　郑钦安　雷　丰　张聿青

柳宝诒　石寿棠　唐容川　周学海

民国医家（7名）

张锡纯　何廉臣　陈伯坛　丁甘仁　曹颖甫　张山雷

恽铁樵